临床研究思路指导手册

主　编　白靖平

副主编　朱　琳

编　委　（按姓氏笔画排序）

王　岩　王秀梅　白靖平　朱　琳

朱俊宇　刘新亚　何祖胜　张　茜

张　婕　阿布都沙拉木·依米提

顾晓芬　曹明芹　锡林宝勒日

秘　书　王　岩

科学出版社

北　京

内 容 简 介

本书将分散在医学各专业中所涉及的与临床科研相关的知识重新进行系统化和完整性融合，涵盖循证医学、临床流行病学及医学统计学等内容。着重阐述了临床医学科研中涉及的原则、方法和评价标准，讨论为保证研究和医疗的质量应该注意控制随机误差及预防系统误差等问题。此外，还重点介绍了有关统计学方法的选择及应用注意事项。本书特点体现在"图表"和编写思路方面，其外在是以形象具体的图表替代了繁杂的文字赘述，以使读者按图索骥，一目了然；其内在则是以提出问题、寻找证据、评价证据、应用证据、验证证据及创造证据的方式取代平铺直叙的写法。旨在深入浅出，读了能懂，懂了能用。我们的初衷，是使本书能在科学性、可读性和实用性方面具有自己的特色，成为临床实践和科研过程中随时可方便查阅的有益"工具"。

本书适用于本科实习生、临床研究生及低年资临床住院医师，也可供其他医学研究人员在工作中查阅。

图书在版编目(CIP)数据

临床研究思路指导手册 / 白靖平主编．—北京：科学出版社，2012.5
ISBN 978-7-03-034059-7

Ⅰ．临…　Ⅱ．白…　Ⅲ．临床医学-手册　Ⅳ．R4-62

中国版本图书馆 CIP 数据核字(2012)第 070760 号

责任编辑：秦致中　李国红 / 责任校对：宋玲玲
责任印制：徐晓晨 / 封面设计：范璧合

科学出版社出版
北京东黄城根北街 16 号
邮政编码：100717
http://www.sciencep.com
北京凌奇印刷有限责任公司印刷
科学出版社发行　各地新华书店经销
*
2012 年 5 月第　一　版　　开本：787×1092　1/16
2020 年 3 月第五次印刷　　印张：10 1/4
字数：237 000

定价：69.80 元
（如有印装质量问题，我社负责调换）

前言

临床医学属于实践科学的范畴，临床实践及临床科研是促进其发展的必由之路。一方面，临床工作者所遇到的临床疑难和重要的问题是复杂的，有时又是令人困惑的；另一方面，是否能成功地解决这些问题既取决于实践者的创新性思维、扎实的知识功底及一定的科研工作环境，更重要的是具有缜密与严谨的科研思路。

迄今为止，临床医学尚有许多未解决的难题，在临床实践中，如何确定疾病的原因，如何早期发现、诊断和治疗疾病，如何确定疾病的预后，如何确定预防干预措施，以及如何使得医学实践更具有成本效益等决策问题，已经摆在我们的面前。

临床实践及临床科研活动有其固有的规律和逻辑思维定式，而且需要综合应用各方面的知识，然而在医学教育中我们所学到的或所教的这些知识是按人们所谓学科体系分散在不同的学科课程中，这就使临床实践中所需的综合知识体系被割裂成不同的部分，其内在的固有联系被忽视了，其结果是学以致用困难。

从医30年，无论在大学学习期间或在医院参加工作以后都不断地遇到令人困惑的问题，并采取学习、实践、思考、再学习、再实践，周而复始。从对医学一无所知到成为较成熟的医务工作者，经常思考的问题是如何正确、高效地进行临床实际工作——当一名合格的医生；如何通过不断地总结经验，不断地研究实际临床问题，使自己变成一个知其然、知其所以然，并有所专长的专家。

医学的研究对象是人，人属于生物，生物最大的特点是变异，故其规律是以概率的形式表达的，因此不存在绝对的真理。其任何规律、理论及观点等均存在真实性与可靠性问题，也就是误差问题。误差分为随机误差和系统误差。如何避免及控制这些误差并进行正确的诊断和治疗，如何应用以往的经验和文献，如何开展临床科研工作成为我们经常面对的问题。

统计学和流行病学，不论学习的时间或次数，都应该够长够多了，但如何应用或曰如何正确的应用，确实对每个人或者大多数临床医务工作者都是难题。近些年，循证医学热兴起，它和临床流行病学、流行病学及统计学的关系如何也是不得不思考的问题。但有一点是明确的——它们都是与临床医学密切相关的临床基础学科，都是经常需要应用于临床工作的，也是临床工作者应当掌握的内容。

如何将这些知识重新组织起来，如何高效正确地应用于临床实际工作，是非常值得我们思考的。这些原本属于一个知识的整体，人们为了便于学习及研究这些知识，将它们分为不同的学科，造成了人们理解及应用上的困惑。

现相关专著较多，但按临床医务工作者思路或工作流程将各种前述临床基础学科综合一体，并以图表形式撰写出版的尚未见到。为此，我们以提出问题和解决问题的思路将相关的知识重新进行系统化和完整性融合，编写成本书。

各位编委所在的医院成立临床流行病学与循证医学教研室已数年，平时分成循证医学小组、临床流行病学小组和统计学小组，分别给本科生和研究生上课，给临床医生提供咨询辅导，并帮助研究生开展循证医学系统评价工作。

在以往讲稿和交流过程中形成的思考，以及在同道专家的帮助下，经过三年多的反复酝酿、讨论、写作、修改、再讨论及再修改的过程，将我们的想法变成现实。尽管心已尽，但受水平、时间及条件的限制，肯定有不足之处，希望同道指正。

白靖平

2011 年 12 月

目　录

第一章　绪　论

医学的基本任务是防止健康向疾病转化(预防医学),促进疾病向健康转化(临床医学),加强身心的功能恢复(康复医学),认识健康和疾病相互转化的规律(基础医学),探讨物质因素、心理因素及社会因素对健康的影响及其与疾病的关系(流行病学、医学心理学及医学社会学等)。

一、科学研究

科学研究是一种认识活动,有赖于实践观察获得感性认识,并由感性认识通过理论思维上升为理性认识,进而揭示未知事物的本质和规律。因此实践观察和理性思维是构成科学研究的两大基本要素,而且必须在正确的观点指导下严格按照科学的方法来进行。

(一) 科学研究的基本方法

科学研究的基本方法包括哲学、逻辑、非逻辑和技术等方法,如图 1-1 所示。

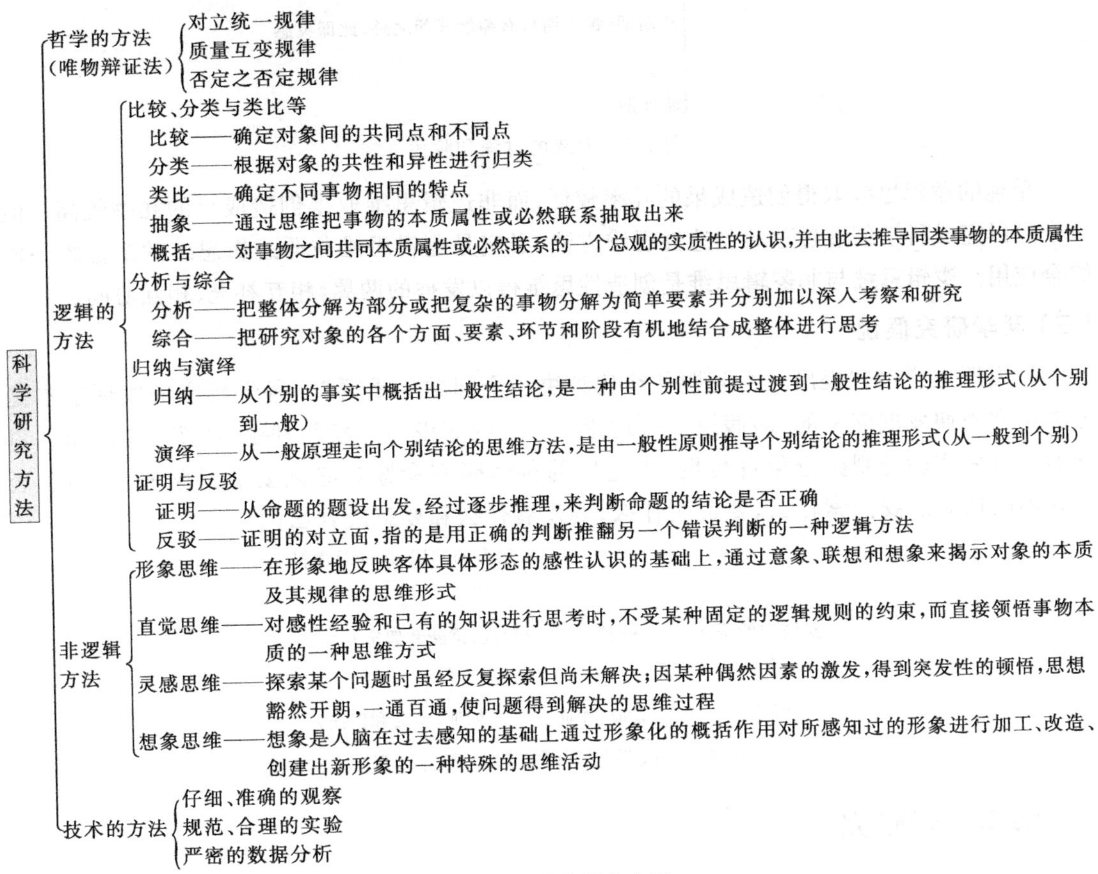

图 1-1　科学研究方法

(二) 科学研究中的创造性思维

创造性思维是科技工作者在原有知识和经验的基础上,运用与探索对象及探索过程相匹配的、独特的科学思维形式把握对象的本质和规律，从而获得新思想、新观点、新理论及新方法的思维过程。

1. 创造的表现形式(图 1-2)

创造的表现形式
- 发现——发现新事物、新现象及新问题是创造活动的基点，核心是了解“是什么”并进一步提出“为什么”
- 发明——创造出自然界原本不存在的东西
  (1) 实体物质；(2) 原理、定律、方式及方法等
- 改造——在保持原有基本技术原理或方式、方法不变的基础上对产品进行革新和改造
- 论证——对提出的问题经逻辑论证，并最终得到确认
- 重组——重组各种已有的技术之长，是实现创造的一种重要表现形式

图 1-2 创造的表现形式

2. 创造的过程和阶段(图 1-3)

发现问题 → 分析问题 → 提出新假设 → 检验新假设

解决问题的过程

创造的阶段
- 准备期
  ↓
- 酝酿期
  ↓
- 豁朗期（顿悟期），有豁然开朗之感，此即灵感
  ↓
- 验证期

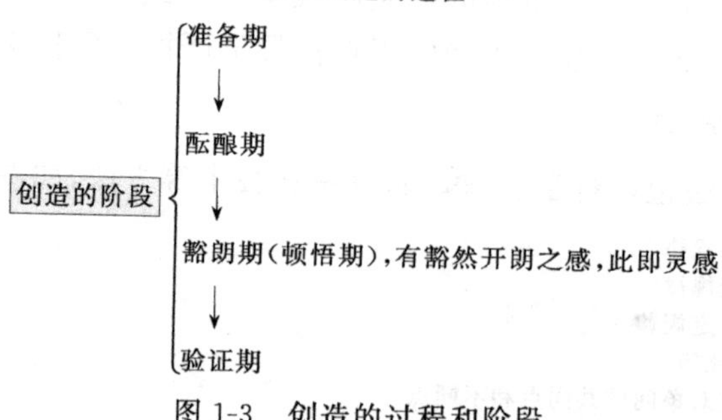

图 1-3 创造的过程和阶段

单纯的逻辑思维取得创造成果的几率较低，而非逻辑思维取得创造成果的几率较高。但一个足以完成科学创造过程的创造性思维方法，必定是逻辑思维与非逻辑思维的辩证统一的综合应用。逻辑思维与非逻辑思维是创造性思维得以发挥的两翼，相互补充、相互协同。

(三) 科学研究假说

爱因斯坦说过，“提出一个问题往往比解决一个问题更重要”。科学研究的发展基本是遵循下列规律发展起来的，即假设——理论——新的假设——新的理论，如图 1-4 所示。科学假设可使实验与观察避免盲目性，理论性的科学研究命题就必须要有科学假设形成，否则就不明白到底要探索什么，要证明什么，要发展什么和要解决什么问题。

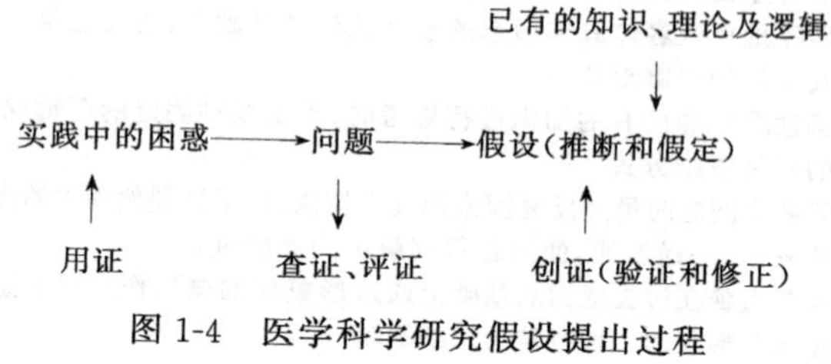

图 1-4 医学科学研究假设提出过程

二、医学科学研究

医学科学研究是获得关于人体及其疾病的知识和创造防病治病技术的科学实践活动。其对象是人的生命现象与疾病过程，其任务就在于揭示人体生命本质和疾病机制，创造防病治病的各种技术手段。

(一) 医学科学研究的分类(图 1-5)

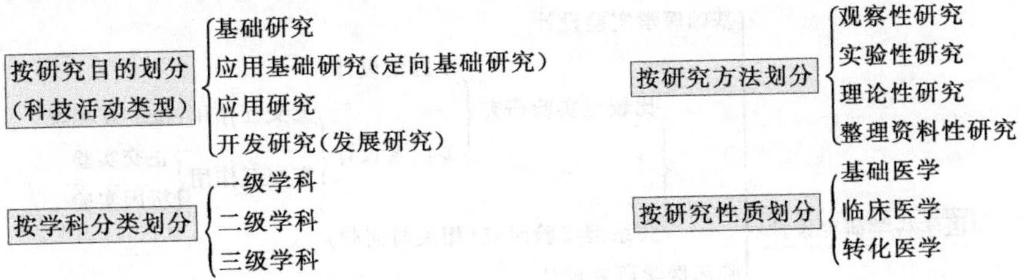

图 1-5 医学科学研究的分类

(二) 医学科学研究的基本过程(图 1-6)

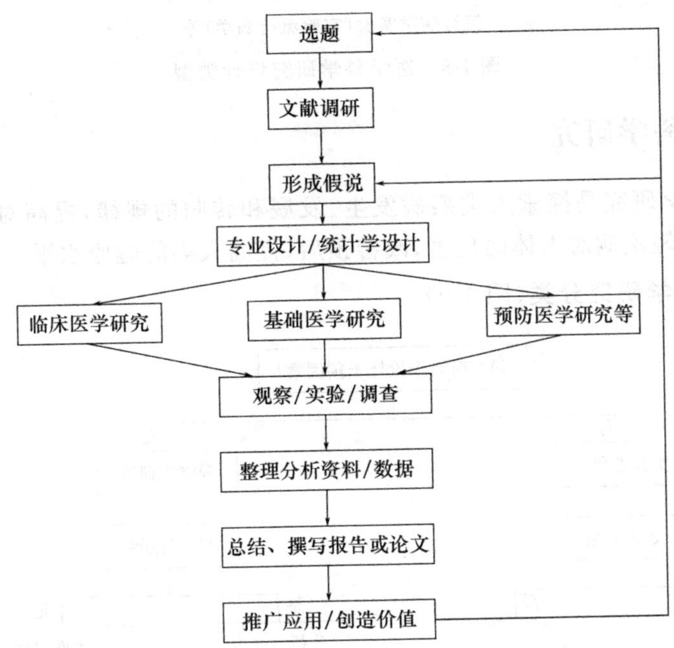

图 1-6 医学科学研究的基本过程

(三) 医学科学研究的基本方法(图 1-7)

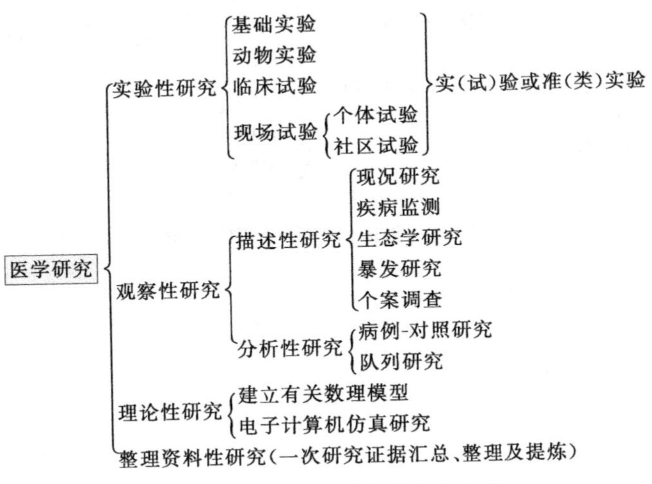

图 1-7 医学科学研究的基本方法

(四) 医学科学研究设计类型(图 1-8)

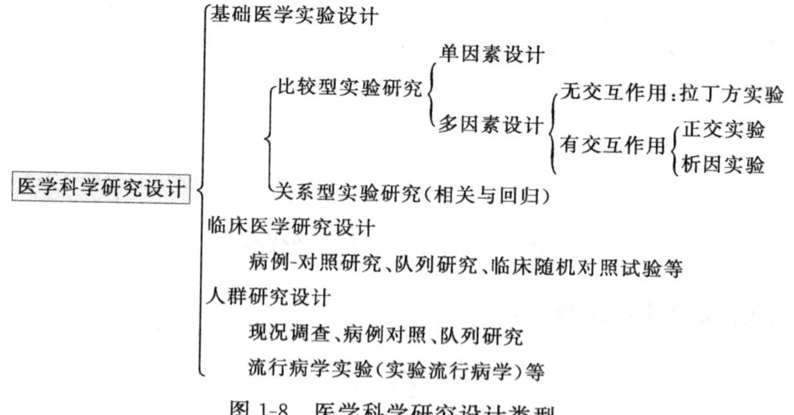

图 1-8 医学科学研究设计类型

三、临床医学科学研究

临床医学科学研究是探索人类疾病发生、发展和转归的规律,提高对疾病的诊断和防治水平,消除或减轻疾病对人体的危害,改善预后,提高人类的健康水平。

(一) 临床医学科学研究分类(图 1-9)

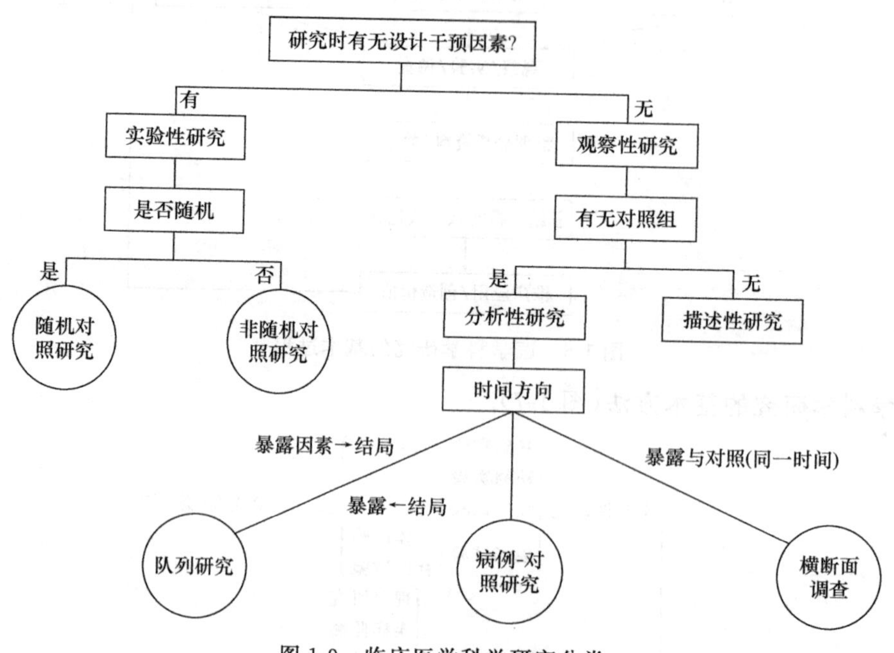

图 1-9 临床医学科学研究分类

(二) 临床医学科学研究方法(图 1-10)

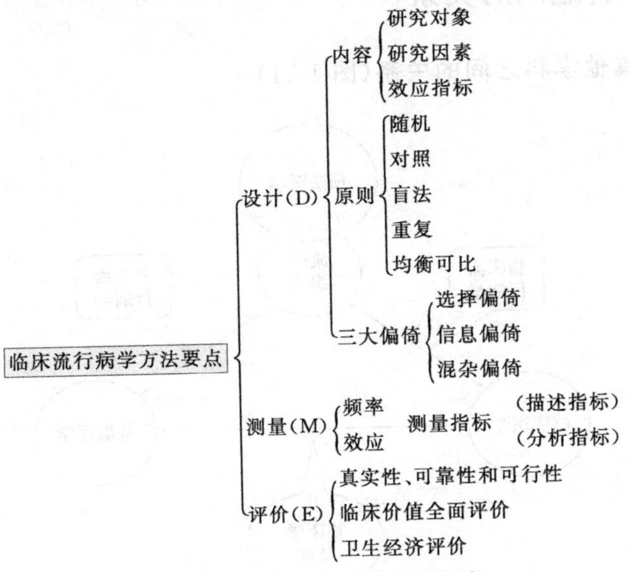

图 1-10 临床流行病学方法要点

(三) 依不同性质的临床医学研究选择不同的研究方案(表 1-1)

表 1-1 依不同性质的研究课题选择不同的研究方案

研究性质	备选方案	论证强度	可行性
病因/危险因素	——随机对照试验	++++	—
	——队列研究	+++	+++
	——病例-对照研究	+	+++
	——描述性研究*	±	++++
诊断试验	——金标准方法对照,系列诊断指标评价	++++	+++
防治性研究	——随机对照试验	++++	++
	——交叉试验	++	++
	——前后对照试验	+	++
	——病例-对照试验	±	+++
	——描述性研究	±	++++
预后研究	——队列研究	+++	++
	——病例-对照研究	+	+++
	——描述性研究	±	++++
	——疾病的现况调查	±	++++
	——叙述性研究	±	++++

* 含横断面研究

四、相关医学学科之间的关系

(一) 流行病学与其他学科之间的关系(图 1-11)

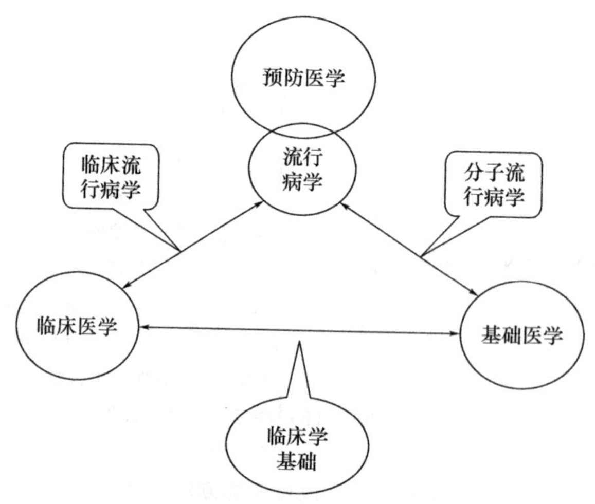

图 1-11 流行病学与其他学科之间的关系

(二) 传统流行病学与分子流行病学的关系(图 1-12)

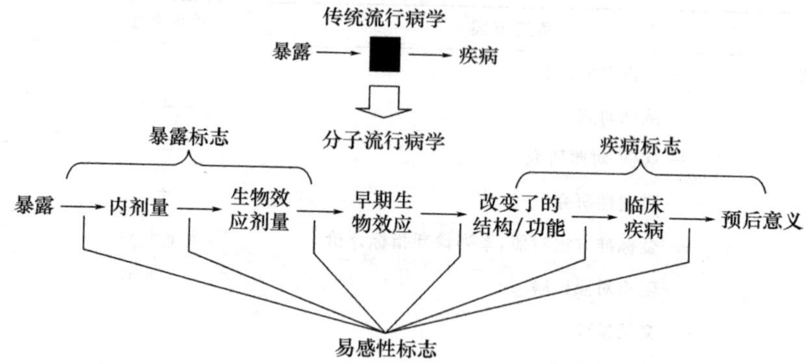

图 1-12 传统流行病学与分子流行病学的关系

(三) 统计学与其他学科之间的关系(图 1-13)

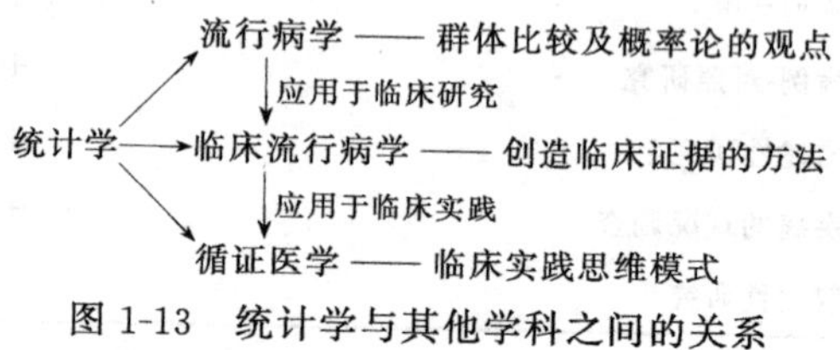

图 1-13 统计学与其他学科之间的关系

(四) 转化医学的含义(图 1-14)

狭义上说,在基础研究与临床实践之间建立更直接的联系。

广义上说,以患者为中心,从临床工作中发现和提出问题,由基础研究人员和临床工作者共同进行深入研究,再将基础科研成果快速转向临床应用,最终提高医疗总体水平。

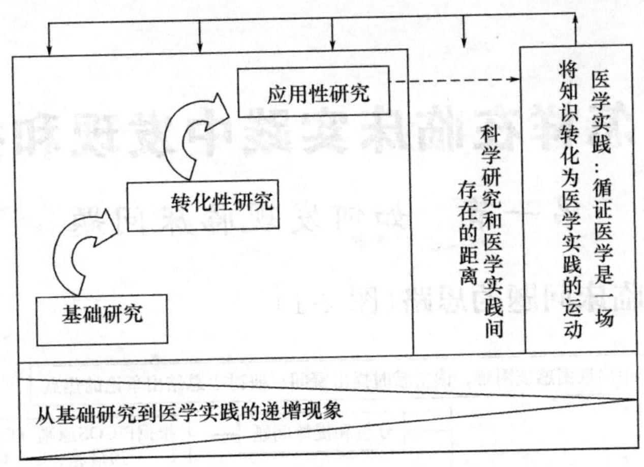

图 1-14　转化医学含义示意图

（白靖平）

参 考 文 献

唐金陵．2010. 循证医学基础．北京：北京大学医学出版社

王家良．2008. 临床流行病学．第 3 版．北京：人民卫生出版社

王建华．2004. 流行病学．第 6 版．北京：人民卫生出版社

徐德忠．1998. 分子流行病学．北京：人民军医出版社

第二章　怎样在临床实践中发现和提出问题

第一节　如何发现临床问题

一、发现与提出临床问题的思路（图 2-1）

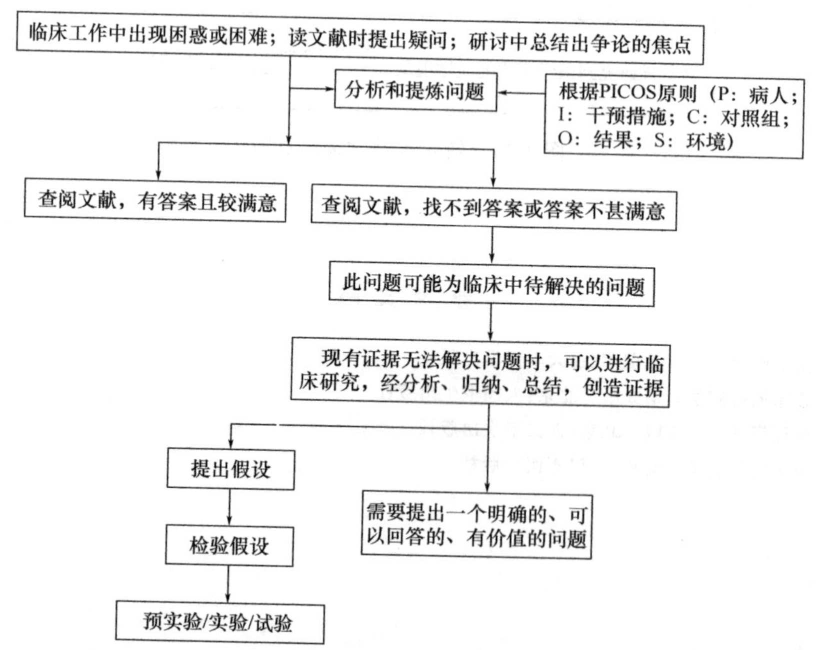

图 2-1　临床问题的提出

二、发现临床问题需要具备的条件（图 2-2）

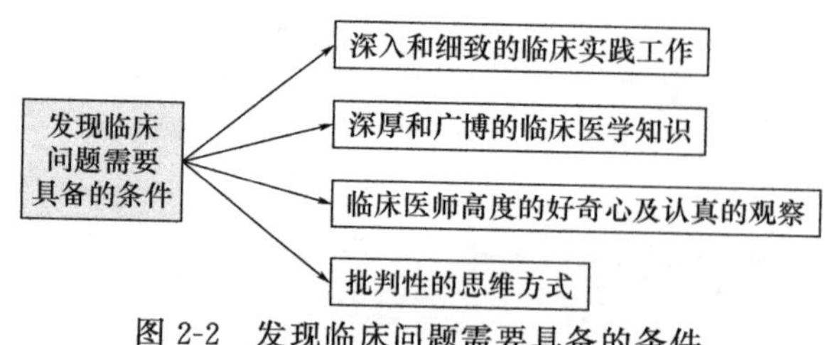

图 2-2　发现临床问题需要具备的条件

三、临床问题的来源（表 2-1）

表 2-1　临床问题的来源

来源	具体描述
(1) 临床结果	如何适当的收集和解释病史及体格检查的结果
(2) 病因学	如何确定疾病的病因或危险因素
(3) 临床表现	疾病临床表现的频度和时间，怎样应用这些知识来进行患者的分类

续表

来源	具体描述
(4) 鉴别诊断	当考虑患者临床表现的可能原因时，怎样鉴别出那些可能的、严重的并对治疗有反应的原因
(5) 诊断试验	怎样基于精确性、准确性、可接受性、费用及安全性等因素来选择和解释诊断试验，以便确定或排除某种诊断
(6) 预后	怎样估计患者可能的病程和预测可能发生的并发症或结局
(7) 治疗	怎样为患者选择利大于害并价有所值的治疗方法
(8) 预防	怎样通过识别和纠正危险因素来减少疾病的发生及如何通过筛查来早期诊断疾病
(9) 经历和价值	设身处地体会患者的经历，体会其价值观，理解此价值观是如何影响患者康复的
(10) 提高	如何跟上时代的发展，提高临床和实践技能，使疗效更好

四、临床问题的种类和结构（表 2-2）

表 2-2　临床问题的种类和结构

"背景"问题

- 对一种疾病的一般知识提出问题
- 包括两个基本成分
  1. 一个问题词（谁、什么、何处、怎样、为何）加上一个动词
  2. 一种疾病或疾病的一个方面

  实例：

  艾滋病是怎样传染的？

  什么原因引起的腰椎滑脱？

"前景"问题

- 对处理患者的特殊知识提出问题
- 具体有以下 4（或 3）种基本成分：
  1. 患者和（或）问题
  2. 干预措施
  3. 对比措施（必要时）
  4. 临床结局

  实例：用抗凝剂与不用抗凝剂相比能降低急性缺血性脑卒中患者远期死亡或残疾的风险吗？

第二节　如何提出临床问题

一、与提出临床问题相关的因素（表 2-3）

表 2-3　与提出临床问题相关的因素

因素	具体描述
1	哪个问题对患者的生命健康最重要？
2	哪个问题与我们临床工作的需要关系最大？
3	允许的时间内，哪个问题最具有能得到答案的可行性？
4	哪个问题最可能在临床实践中再次出现？
5	哪个问题最令人感兴趣？
6	提出来的这个问题以前是否被研究过？
7	伦理学上的可接受性？

二、提出临床问题的步骤

（一）制作临床问题形成卡(表 2-4)

表 2-4 临床问题形成卡

患者姓名：	主管医师姓名：	填卡医师：
填卡时间及地点：		
疾病的描述：		
治疗措施存在的问题：		
相比较治疗措施的疗效：		
治疗结果：		
提出临床问题的类型：		
治疗小组讨论结果：		
描述希望解决的临床问题：		

（二）临床问题的提出步骤(图 2-3)

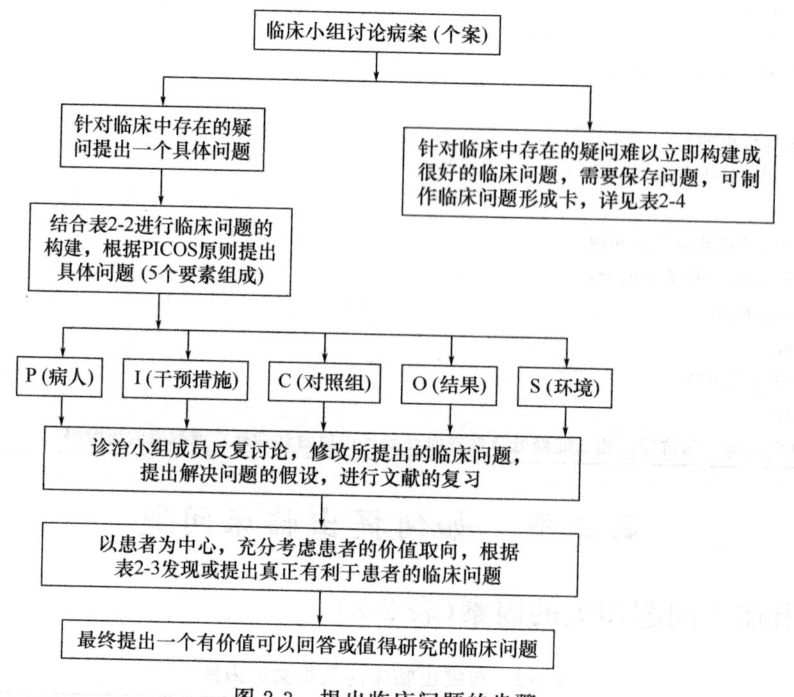

图 2-3 提出临床问题的步骤

（何祖胜 白靖平）

参考文献

李幼平 . 2009. 循证医学 . 第 2 版 . 北京：高等教育出版社

王吉耀 . 2002. 循证医学与临床实践 . 北京：科学出版社

Diana FW. 2003. ABC of learning and teaching in medicine . Problem-based learning [J]. BMJ, 73：328～330

Richard J E. 2004. Learning from the problems of problem-based learning [J]. BMC Med Educ,(4)：1～7

Sobel BE, Levine MA. 2001. Medical education, evidence-based medicine and the disqualification of physician-scientists [J]. ExpBidMed, 226：713～716

第三章　临床研究证据及其文献检索

临床研究证据及其质量是临床医学实践的核心，但证据质量良莠不齐，读者要从中快速准确找出自己所需的有用信息，必须依赖相应的技术、方法和手段。临床研究证据的分类、分级，就是帮助读者快速处理大量信息的手段之一。

第一节　临床研究证据的分类

临床研究证据的分类见图 3-1。

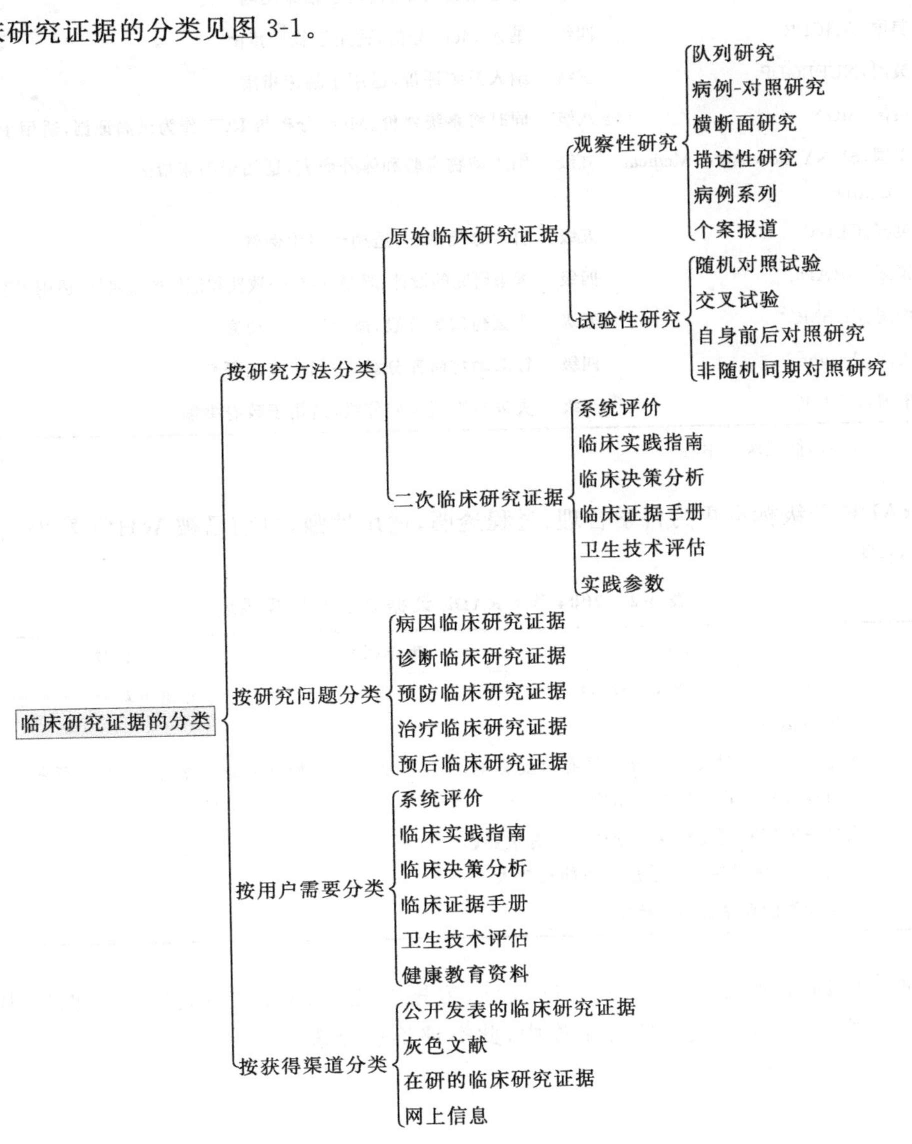

图 3-1　临床研究证据的分类

第二节 临床研究证据的分级

证据质量不同,证据级别和推荐强度标准也不同。20 世纪 60 年代,美国社会学家首次提出了研究证据分级的思想,1979 年加拿大有关工作组首次对研究证据进行分级并给出推荐意见,此后多个机构和组织分别对证据质量和推荐强度进行了规范,较有代表性的证据分级见表 3-1,表 3-2。

表 3-1 11 个证据分级一览表

时间	制定者	分级	特点
1979	加拿大,CTFPHE	三级	第一次基于试验设计对研究证据分级,适用于预防体检
1986	加拿大,Sackett	五级	考虑证据质量,适用于临床用药
1992	美国,AHCPR	四级	纳入 Meta 分析,适用于临床指南
1996	英国,NEEBGDP	三级	纳入系统评价,适用于临床指南
2001	英国,SIGN	八级	同时将系统评价、Meta 分析与 RCT 作为最高证据,适用于临床指南
2001	美国,SUNY Downstate Medical Center	九级	纳入动物实验和体外研究,适用于临床指南
2001	英国,CEBM	五级	引入分类概念,适用于卫生保健
2004	国际,GRADE	四级	考虑研究的设计、质量、结果一致性和证据的直接性,适用于卫生保健
2004	中国,CEBMC*	五级	非医药领域分级,适用于科学研究
2005	美国,Aragon	四级	针对动物研究分级,适用于基础研究
2006	中国,CEBMC*	五级	决策与管理领域分级,适用于政府决策

* CEBMC:中国循证医学中心

GRADE 分级标准更为科学合理、过程透明,适用性强,目前已被 WHO 等 28 个国际组织协会采纳。

表 3-2 2004 年 GRADE 证据分级及推荐强度

证据水平	具体描述	推荐级别	具体描述
高	未来研究几乎不可能改变现有疗效评价结果的可信度	强	明确显示干预措施利大于弊或弊大于利
中	未来研究可能对现有疗效评估有重要影响,可能改变评价结果的可信度	弱	利弊不确定或无论质量高低的证据均显示利弊相当
低	未来研究很有可能对现有疗效评估有重要影响,改变评估结果可信度的可能性较大		
极低	任何疗效的评估都很不确定		

根据临床研究证据的类型、研究的设计、方案实施严谨性和生物统计学的应用进行分级的评价方法,也常常应用于实际工作中,此类评价法见表 3-3。

表 3-3　临床研究证据的分级

推荐级别	证据分级	治疗、预防、病因研究	预后研究	诊断性研究	经济分析
A	1a	联合随机-对照试验所做出的具有同质性的系统评价	联合起始队列研究所做出的具有同质性的系统评价，或经验证的临床实践指南	联合一级诊断性研究所做出的具有同质性的系统评价，或经实践验证的临床实践指南	联合一级经济学研究所做出的具有同质性的系统评价
	1b	可信区间窄的单个随机-对照试验	随访率大于 80％的单个起始队列研究	纳入研究对象适当，且与金标准进行了独立盲法比较的诊断性研究	采用适当的成本计算，对所有经过严格验证的备选医疗方案的结局进行了比较的经济分析，其中包含在主要变量中加入临床因素做出的敏感性分析
	1c	观察结果为“全或无”（一种干预措施推行前，某病死亡率为 100％，推行后死亡率小于 100％；或者推行前某病死亡率大于 0，推行后死亡率降至 0）	观察结果为“全或无”的病例系列研究	绝对 SpPins（特异性很高的检测手段，根据其阳性结果即可确诊某病） 绝对 SnNouts（敏感性很高的检测手段，根据其阴性结果即可排除某病）	对于预措施（a，b，…）进行分析后有明确结论：①a 与 b 的效果同样好或优于 b，但费用更低；②a 与 b 的效果同样差或更差，但费用更高；③费用相同，但 a 的效果优于 b 或不如 b
B	2a	联合队列研究所做出的具有同质性的系统评价	联合回顾性队列研究，或未处理对照组的随机-对照试验所做出的具有同质性的系统评价	联合二级诊断性研究所做出的具有同质性的系统评价	联合二级以上的经济学研究所做出的具有同质性的系统评价
	2b	单个队列研究，包括低质量的随机-对照试验，如随访率小于 80％	回顾性队列研究或未处理对照组的随机-对照试验随访，或未经验证的临床实践指南	与金标准进行了独立盲法比较或客观比较的诊断性研究；纳入的研究对象不具有连续性或(和)其疾病谱太窄，但纳入对象均接受了诊断性试验和金标准试验的诊断性研究；未经验证的临床实践指南	采用适当的成本计算，对部分备选医疗方案的结局进行了比较的经济分析，其中包含在主要变量中加入临床因素做出的敏感性分析
	2c	预后研究	预后研究		
	3a	联合病例-对照研究所做出的具有同质性的系统评价			

续表

推荐级别	证据分级	治疗、预防、病因研究	预后研究	诊断性研究	经济分析
	3b	单个病例-对照研究		纳入研究对象适当且与金标准进行了独立盲法比较或客观比较，但部分纳入对象未接受金标准试验的诊断性研究	未作准确成本计算的经济分析，但包含有在主要变量中加入临床因素做出的敏感性分析
C	4	系列病例观察（包括低质量的队列和病例-对照研究）	系列病例观察（包括低质量的预后队列研究）	未采用盲法或未客观独立地使用金标准试验的诊断性研究，划分真阳性和真阴性的参考标准不统一的诊断性研究，纳入研究对象不适当的诊断性研究	无敏感性分析的评价
D	5	专家意见或基于生理、病理生理和基础研究的证据	专家意见或基于生理、病理生理和基础研究的证据	专家意见或基于生理、病理生理和基础研究的证据	专家意见或基于经济理论的证据

第三节　临床研究证据的来源

一、认识数据库

随着循证医学的发展，人们逐渐意识到数据库的内容和形式是制约循证医学推广的重要环节，随着对实践循证医学障碍认识的不断深入和数据库使用经验不断积累，有学者总结出理想的数据库模型（图 3-2）。

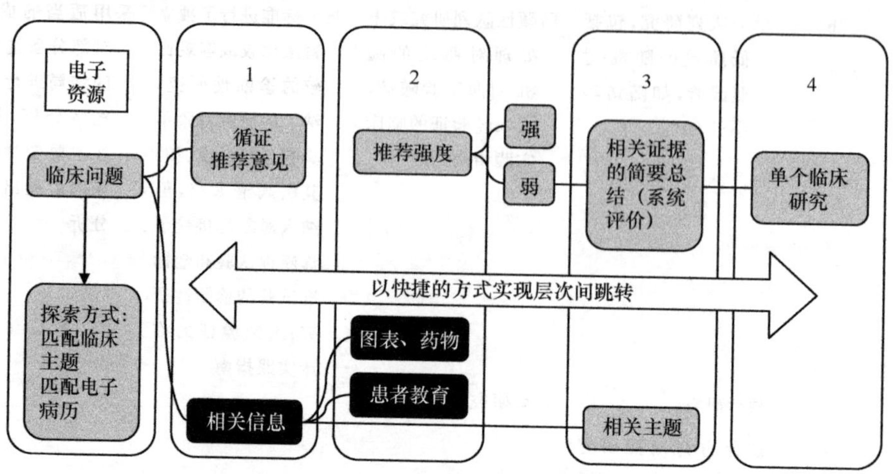

图 3-2　理想的证据资源模型

二、资源分类

根据循证医学的发展，按照“4S”模型，划分为原始研究、系统评价、证据摘要和证据整合系统四类，表 3-4 列出了这四类资源的简要介绍。

表 3-4　循证医学资源分类

分类	特点	易用性和局限性	举例
证据整合系统/计算机辅助决策系统	一站式服务平台，系统囊括临床问题相关的所有研究证据（包括高度整合后的证据及原始研究证据）及其他信息，与临床实践密切相关，针对临床问题，直接给出答案或给出专家的推荐意见和推荐强度	快捷易用，随时更新；但目前数量少，覆盖面小/主题面窄（需逐渐完善），费用高	APC PIER、GIDEON、UpToDate、Zynx Evidence 等
证据摘要	对系统评价和原始研究证据的简要总结及专家对证据质量和证据结论的简要点评和推荐意见，通常以期刊、临床实践指南等形式出现	较易用；但分布零散不够系统；且更新机制不佳	ACP Journal Club、EBM、NGC 等
系统评价	原始研究的系统评价	易用性不佳；数量较多；报告冗长；质量参差不齐，需使用者自己判断；更新难以保障	Cochrane Library、发表在各种期刊上的系统评价等
原始研究	原始单个研究	易用性差，数量庞大，质量没有保障，必须严格评价	PubMed 等

三、证据来源

证据来源分为原始研究证据来源和二次研究证据来源，由于不少证据来源既提供原始研究证据也提供二次研究证据，因而从证据的传播方式入手，证据来源分为以下几类（图 3-3）。

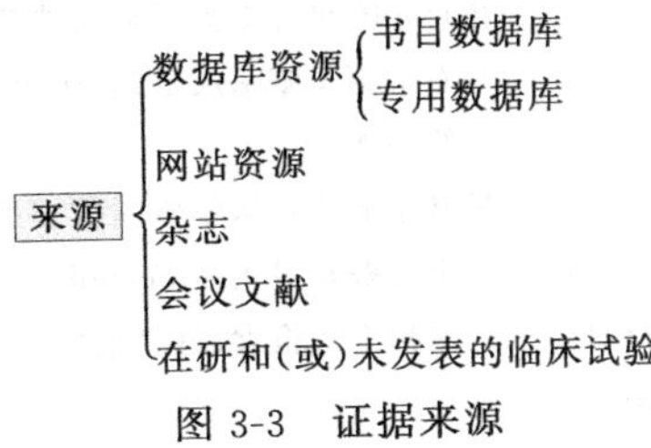

图 3-3　证据来源

四、常用的电子资源及特点

按原始研究、系统评价、证据摘要和证据整合系统的循证医学资源分类，表 3-5 列出了国内外常用的循证医学电子资源及其特点。

表 3-5 国内外常见循证医学电子资源

证据来源	网址	特点
床旁循证决策系统/循证参考书	ACP PIER pier. acponline. org 或通过 StatRef statref. com 个人 PDA 用户还可通过 sky-scape. com	床旁循证决策辅助系统，美国内科医师协会出品。含 5 大模块：疾病、筛查和预防、补充和替代医学、伦理和法律、流程，共 490 个临床主题。另有内科质量检测和药物信息。采用"资料层层下掘"结构（即多层结构，见前述理想资源模型）；循证方法严谨；循证推荐意见、结构化的证据摘要及证据强度；结构化"傻瓜"检索；每月更新覆盖面欠佳，以内科内容为主，尤其治疗居多
	DiseaseDex General Medicine Micromedex. com/products/diseasedexgeneral/	床旁循证决策辅助系统，Thompson 公司 MicroMedex 系列产品之一，可快速链接到同系列的药物、毒理、急诊医学、患者教育等数据库。证据同样采用多层结构。结构化文本、图表等；提供六种方式搜索：关键词、症状体征、LOINC、ICD-9 Code、亚专业（疾病分类）、全文搜索；更新频率高
	DynaMed www. ebscohost. com/dynamed/	床旁循证决策辅助系统，现由 EBSCO 代理。超过 3000 个临床主题，主要针对 Primary Care；包含 AHFS 药物信息；循证方法严谨；监测超过 500 本医学杂志和系统评价数据库的更新情况，保持内容每周更新
证据摘要	临床实践指南	NGC（http://www. guideline. gov），美国 AHRQ 和美国医学会联合制作的循证临床实践指南数据库，含美国及全球的临床指南超过 2300 份。支持将数据下载到 PDA 使用。国际指南协作网（http://www. g-i-n. net），含来自 40 个国家 93 个成员机构（含 WHO、NGC、SIGN、NICE 等）的临床指南超过 6000 份
	ACP Journal Club www. acpjc. org	期刊，2007 年以前为双月刊，从 2008 年 5 月开始改为月刊，针对临床问题，筛选 100 多种期刊，得出证据（多为系统评价）的简要总结及专家评论与 ACP Journal Club 类似的期刊有 Evidence Based Medicine（ebm. bmjjournals. com）、Evidence-Based Nursing（ebn. bmj. com）等
	Clinical Evidence clinicalevidence. com	尽管很多人认为 Clinical Evidence 应属于"Systems"，但实际上它更多是证据的堆积，较少有推荐意见，内容也不够全面，且主要是治疗方面的证据；优点是循证方法较严谨，关于治疗措施带来的"危害"方面的论述是其特色
系统评价	Cochrane Library thecochranelibrary. com	Cochrane 系统评价注册网（全文），其他系统评价注册库，对照试验中心注册库，方法学注册库，卫生技术评估库，经济学评价库
原始研究	BMJ updates Bmjupdates. mcmaster. ca	超过 140 种经专家严格筛选杂志的系统评价（含 Cochrane 图书馆），对每篇文献从质量、临床相关性、实用价值 3 方面评级（MORE 评级）；无全文
	PubMed pubmed. gov，pubmed. com pubmed. org，pubmed. net pubmedhh. nlm. nih. gov（PDA）	最常用的生物医学索引数据库，收录 5398 种生物医学期刊。专为掌上设备开发的入口（pubmedhh），可采用 PICO 和 Clinical Queries 两种方式检索；每日更新
	CBM Web cbmwww. imicams. ac. cn	中国生物医学文献数据库，含 1600 余种中文生物医学期刊索引，更新较慢
	CNKI www. cnki. net	含1100 余种中文医药卫生类期刊索引、引文索引及全文，另有硕博士论文集和报刊全文，更新较及时
	VIP www. cqvip. com	含1900 余种中文医药卫生类期刊索引、引文索引及全文，更新较 CBM 快，较 CNKI 慢

续表

证据来源	网址	特点
其他	WANFANG www. wanfangdata. com. cn	含1000种左右医药卫生类期刊索引、引文索引及全文，收录面和收录年限较窄
	SumSearch Sumsearch. uthscsa. edu	由美国得克萨斯州大学医学院两名员工私人编写的多元搜索引擎。可同步检索 Cochrane 图书馆、PubMed、NGC 等；有检索式语法检查及一些实用检索结果的过滤功能；不能直接获得全文
	TRIP Database www. tripdatabase. com	同步检索数十种证据源，包括循证摘要、循证指南、二次研究（系统评价）数据库和杂志、医学图片、患者手册及 MEDLINE 等；检索方便，结果层次清晰
	Google Scholar scholar. google. com	Google 学术搜索

第四节　临床研究证据检索

循证医学强调基于问题的研究，依靠当前可得的最好临床研究证据结合医生经验和患者需求进行决策与实践，因而及时、准确地获得最佳证据是循证研究的基础。要系统、全面、快速及优质检索，必须学习和掌握循证医学证据检索的方法技能。

一、临床研究证据检索与传统医学模式文献检索的比较

临床医学证据检索的目的是为临床研究实践找出当前最好的临床证据，因而其检索的范围、策略、方法必然有别于传统医学的文献检索，它们区别如图 3-4。

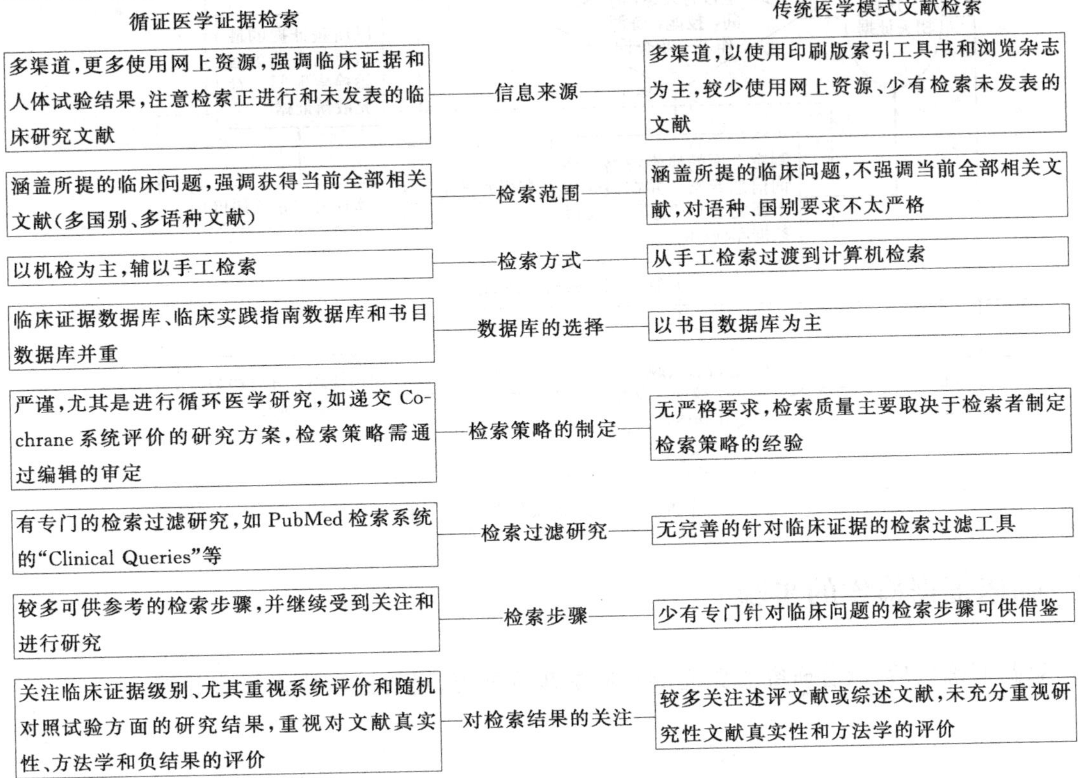

循证医学证据检索		传统医学模式文献检索
多渠道，更多使用网上资源，强调临床证据和人体试验结果，注意检索正进行和未发表的临床研究文献	信息来源	多渠道，以使用印刷版索引工具书和浏览杂志为主，较少使用网上资源、少有检索未发表的文献
涵盖所提的临床问题，强调获得当前全部相关文献（多国别、多语种文献）	检索范围	涵盖所提的临床问题，不强调当前全部相关文献，对语种、国别要求不太严格
以机检为主，辅以手工检索	检索方式	从手工检索过渡到计算机检索
临床证据数据库、临床实践指南数据库和书目数据库并重	数据库的选择	以书目数据库为主
严谨，尤其是进行循环医学研究，如递交 Cochrane 系统评价的研究方案，检索策略需通过编辑的审定	检索策略的制定	无严格要求，检索质量主要取决于检索者制定检索策略的经验
有专门的检索过滤研究，如 PubMed 检索系统的“Clinical Queries”等	检索过滤研究	无完善的针对临床证据的检索过滤工具
较多可供参考的检索步骤，并继续受到关注和进行研究	检索步骤	少有专门针对临床问题的检索步骤可供借鉴
关注临床证据级别、尤其重视系统评价和随机对照试验方面的研究结果，重视对文献真实性、方法学和负结果的评价	对检索结果的关注	较多关注述评文献或综述文献，未充分重视研究性文献真实性和方法学的评价

图 3-4　临床研究证据检索与传统医学模式文献检索的比较

二、证据检索的思路

临床医生用于查找证据的时间有限，如何快速并确保找到答案，思路很重要。图 3-5 为解决临床问题思路图，分成 3 个层面（虚横线）。大多数临床医生将在层面 1 解决问题，层面 2 起承上启下的作用，审视过去的成果，寻找新研究方向的契机，层面 3 是少数有余力和条件的临床医生和科研工作者的工作内容。

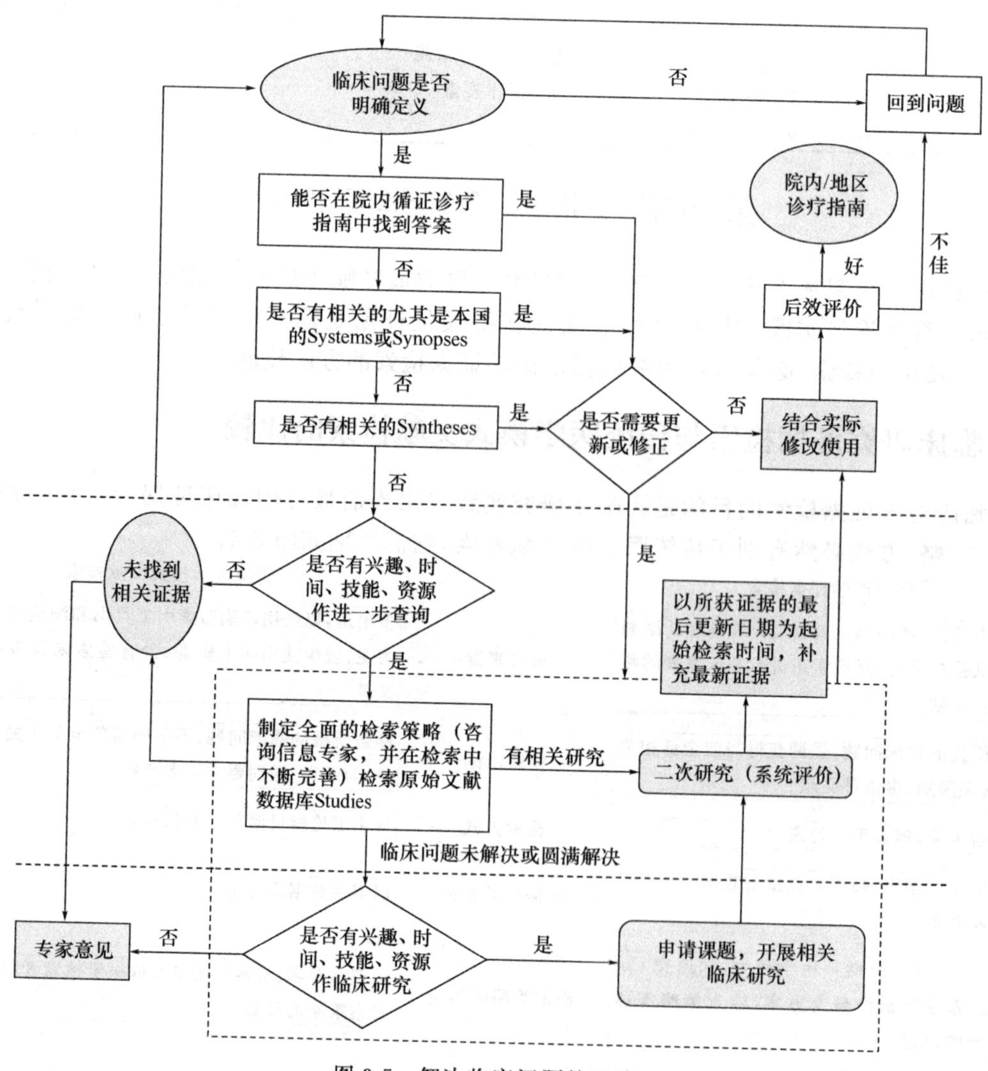

图 3-5 解决临床问题的思路

三、临床证据检索的步骤

思路明确以后，顺着研究思路完成相应的步骤即可，通常医学检索步骤如图 3-6。

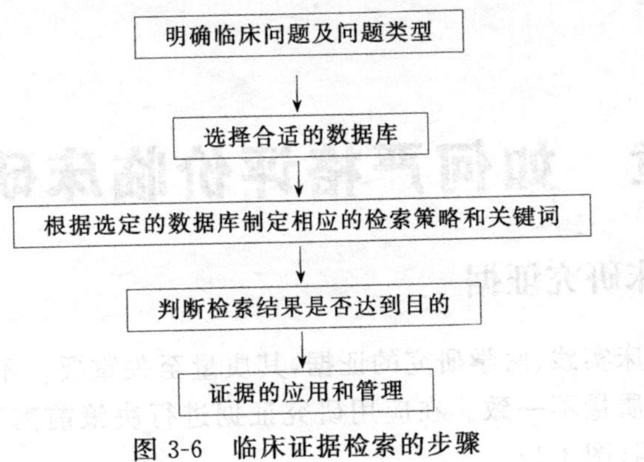

图 3-6　临床证据检索的步骤

（刘新亚　白靖平）

参 考 文 献

李幼平. 2003. 循证医学. 北京：高等教育出版社，17～21

王家良. 2005. 循证医学. 北京：人民卫生出版社，20～30

第四章　如何严格评价临床研究证据

一、严格评价临床研究证据

医学文献作为临床实践、医学研究的证据，其质量至关重要。不同来源、类型研究在设计、实施、统计等方面质量不一致。在应用研究证据进行决策前需要对研究证据进行严格评价，是因为以下原因(图 4-1)。

严格评价临床研究证据的原因
- 证据来源复杂
- 证据质量良莠不齐
- 临床研究证据必须结合患者具体情况

图 4-1　严格评价临床研究证据的原因

二、评价临床研究证据的步骤(图 4-2)

评价临床研究证据的步骤
- 初筛临床研究证据的真实性和相关性
- 确定研究证据的类型
- 根据研究证据的类型评价其真实性和适用性

图 4-2　评价临床研究证据的步骤

(一) 初筛临床研究证据的真实性和相关性

阅读和评价临床证据的第一步，阅读者会问自己："这篇文章是否值得花时间精读?"要回答这个问题，可参考表 4-1 中的 6 个简单问题。

表 4-1　初筛临床研究证据的真实性和相关性

这篇文章是否值得花时间精读	是	否
这篇文章是否来自经同行评审的杂志	继续	停
这篇文章的研究场所是否与你的医院相似，以便结果真实可应用于你的患者	继续	停
该研究是否由某个组织所倡议，其研究设计或结果是否可能因此受影响	暂停	继续
阅读这篇文章摘要的结论部分，确定相关性		
如果文章提供的信息是真实的，对我的患者的健康有无直接影响，是否为患者所关心的问题	继续	停止
是否为临床实践中常见的问题，文章中涉及的干预措施或试验方法在我的医院是否可行	继续	停止
如果文章提供的信息是真实的，是否会改变现有的医疗实践	继续	停止

(二) 确定研究证据的类型

如果确定了继续阅读某篇文章，下一步就是确定为什么要进行该研究以及该研究要解决的临床问题是什么？一般来说，原始研究回答的主要问题有 4 类：病因、诊断、治疗和预后。而二次研究证据尚有 Meta 分析或系统评价、临床指南、决策分析或经济学分析等(表 4-2)。

表 4-2　原始研究涉及的主要临床问题及其常用的设计方案

临床问题	常用设计方案
病因：评价某种因素是否与疾病的发生有关	队列研究或病例-对照研究
诊断：评价某一诊断试验的真实性和可靠性，或评价某一试验在应用于人群时检测临床前期病例的准确性	断面研究（将新的试验与金标准进行比较）
治疗：评价某种治疗方法或其他干预措施的效果	随机、双盲、安慰剂对照试验
预后：确定疾病的结局	队列研究

（三）根据研究证据的类型评价其真实性和适用性（图 4-3）

- 根据研究证据的类型评价其真实性和适用性
  - 研究证据的内部真实性
  - 研究证据的临床重要性
  - 研究证据的外部真实性

图 4-3　根据研究类型评价其真实性和适用性

三、评价医学文献的一般原则

临床研究证据的评价应采用临床流行病学的原则和方法。根据研究的侧重点如疾病病因、诊断方法、治疗措施、预防、预后、系统评价等不同，具体评价的原则也不同，但不论评价哪种临床研究证据都应从以下 3 个方面综合考虑（图 4-4）。

- 评价原则
  - 真实性
    - 发表刊物的级别、影响因子和成果鉴定等
    - 研究设计
      - 不同
      - 相同
        - 内部真实性：受偏倚影响的可能性
        - 外部真实性：研究结果是否能应用于实践（是否具有普遍的代表性），系统评价的目的，就是为了对多个不同的临床研究所采用的同一种疗法治疗同一种疾病的结果及证据，归纳在一起进行分析评价，以求得它们外在真实性，故系统评价是一种严格的文献评价方法
    - 考虑结果的解释
  - 重要性
    - 统计学定义
    - 临床定义
  - 适用性　　应用性　　可行性

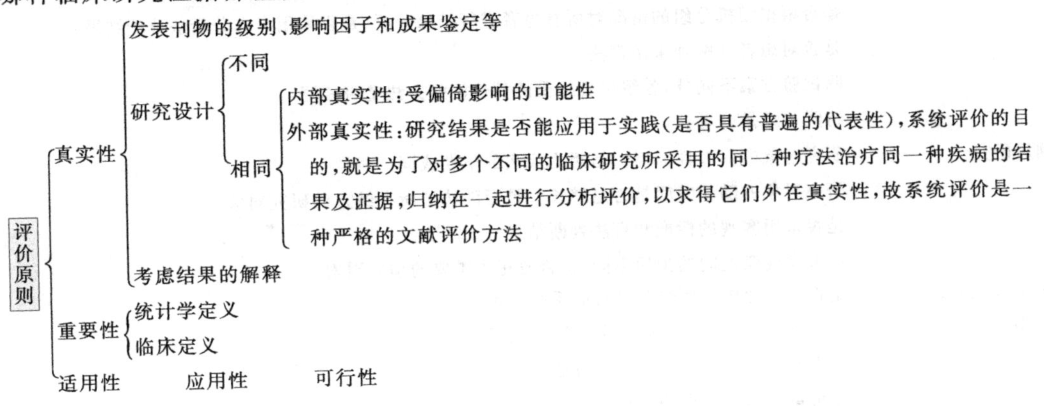

图 4-4　评价原则及思路

第一节　真实性的严格评价

一、真实性的严格评价（图 4-5）

- 真实性
  - 内部真实性——指文章本身的研究方法是否合理、统计分析是否正确、结论是否可靠、研究结果是否支持作者的结论等
  - 外部真实性——又称适用性，指文章结果和结论在不同人群、不同地点和针对具体病例的推广应用价值，这是医务工作者十分关心的问题

图 4-5　真实性的严格评价

二、临床真实性的严格评价

临床真实性的严格评价见表 4-3。

表 4-3 临床真实性的严格评价

	真实性
病因学研究	研究对象是否明确？除暴露的危险因素或干预措施外，其他重要特征在组间是否可比
	测量各组暴露因素/干预措施和临床结局的方法是否一致(结果测量是否客观或采用盲法)
	研究对象是否完成了随访期限，随访时间是否足够长
	研究结果是否符合病因的条件
	结果时相关系是否明确
	剂量-效应关系是否存在
	危险因素的消长与疾病或不良反应的消长是否一致
	不同研究的结果是否一致
	危险因素与疾病或不良反应的关系是否符合生物学规律
诊断性研究	是否将诊断试验与金标准进行独立、盲法比较
	研究对象是否包括了各种类型病例
	诊断试验的结果是否影响金标准的应用
	诊断试验的真实性是否在另一组独立的研究对象中得到证实
治疗性研究	研究对象是否随机分配？是否隐藏了随机分配方案
	研究对象随访时间是否足够长？所有纳入的研究对象是否均进行了随访
	是否根据随机分组的情况对所有患者进行结果分析(是否采用意向分析法分析结果)
	是否对患者和医师采用盲法
	除试验方案不同外，各组患者接受的其他治疗方法是否相同
	组间基线是否可比
预后研究	研究对象的代表性如何？是否为疾病的早期或同一时期
	研究对象的随访时间是否足够长？是否随访了所有纳入的研究对象
	是否采用客观的标准和盲法判断结果
	如果发现亚组间的预后不同，是否校正了重要的预后因素
系统评价或 Meta 分析	是否根据随机对照试验进行的系统评价
	在系统评价的“方法学”部分，是否描述了
	检索和纳入所有相关研究的方法
	评价单个研究证据的方法
	不同研究的结果是否一致
	统计分析中使用的数据资料是单个患者的资料还是单个研究的综合资料
临床决策分析	是否考虑到所有重要的治疗方案(包括不给干预措施)和可能的结果
	有关各种治疗方案可能产生的结局的概率是否真实、可靠
	有关各种治疗方案可能产生的结果的效用值是否真实、可靠
	是否验证了结论的论证强度
卫生经济学分析	该研究证据涉及的经济学问题
	是否比较了所有的备选方案(干预措施)
	是否指定从什么角度来估计成本和效果
	该经济学分析引用的各种备选方案效果的资料是否真实
	该经济学分析是否确定了所有的成本和效果，并选择了可靠和准确的估计方法
	针对提出的临床问题，选择的经济学分析类型是否恰当
	是否验证了该经济学分析结果的论证强度

续表

	真实性
临床实践指南	指南的制定者是否对过去12个月的文献资料进行了综合性、可重复的查阅
	指南的每条推荐意见是否标明了引用证据的级别强度和引文信息
	指南的适用性(该指南是否能够应用于你的患者/临床实践/你的医院/你所在的社区?)
	疾病的负担(在你社区的发病或患病情况,或者你患者的验前概率,或期望事件发生率)是否太低,而不能够应用
	你的患者或社区对指南提供的干预措施或干预措施结局的信任度与指南是否不相符
	实施此指南的机会成本是否需要考虑你的精力或你所在社区的资源情况
	是否实施此指南的阻碍(包括地理、组织、传统、权威及法律或行为)太多,不值得想法克服

第二节　临床意义的严格评价

临床意义的严格评价见表4-4。

表4-4　临床意义的严格评价

	临床意义
病因学研究	暴露因素与结果之间的联系强度如何
	危险度的精确度如何
诊断性研究	是否计算了似然比或提供了相关数据
治疗性研究	干预措施的效应如何
	效应值的精确性如何
预后研究	研究结果是否随时间改变
	对预后估计的精确性如何
系统评价或Meta分析	治疗效果的强度大小如何
	治疗效果的精确性如何
临床决策分析	该临床决策分析是否能决出一最佳的治疗方案
	适当改变各种结局的概率或效用值,是否会改变临床决策分析的结论
卫生经济学分析	该经济学分析所产生的成本或每健康单位所获得的成本是否有临床意义
	合理改变成本和效果的估计,是否会改变经济学分析的结果

第三节　临床适用性的严格评价

临床适用性的严格评价见表4-5。

表4-5　临床适用性的严格评价

	适用性
病因学研究	研究结果是否能改变你的患者的治疗
	你的患者与研究中的研究对象是否存在较大的差异,导致研究结果不能应用
	你的患者发生不良反应的危险性如何?从治疗中获得的利益如何
	你的患者对治疗措施的期望和选择如何?价值观如何
	是否有备选的治疗措施

续表

	适用性
诊断性研究	该诊断试验在你的医院是否可用？患者是否能支付？准确度和精确度如何 根据个人经验、患病率、临床实践的数据资料或其他临床研究，是否能判断你的患者的验前概率(pre-test probability) 研究证据中的研究对象是否与你的患者情况类似 此研究证据是否可能改变你的患者患某种疾病的可能性 根据研究证据提供的试验结果所计算的验后概率是否能够改变你的治疗方案并对患者有益 根据试验结果是否能有助于判断下一步的诊断、治疗决策 你的患者是否愿意进行该诊断试验检查
治疗性研究	你的患者是否与研究证据中的研究对象差异较大，导致结果不能应用于你的患者 该治疗方案在你的医院能否实施 你的患者从治疗中获得的利弊如何 你的患者对治疗结果和提供的治疗方案的价值观
预后研究	研究证据中的研究对象是否与你的患者相似 研究结果是否能改变对患者的治疗决策
系统评价或 Meta 分析	你的患者是否与系统评价中的研究对象差异较大，导致结果不可用 系统评价中的干预措施在你的医院是否可行 你的患者从治疗中获得的利弊如何 对于治疗的疗效和不良反应，你的患者的价值观和选择如何
临床决策分析	该临床决策分析中各种结局的概率是否可应用于你的患者 你的患者的效用值是否稳定、可用
卫生经济学分析	该经济学分析的成本估计是否可应用于你的医院 该经济学分析中提到的治疗方案在你的医院是否有效

（刘新亚　白靖平）

参考文献

李幼平 . 2003. 循证医学 . 北京：高等教育出版社，17～21

王家良 . 2005. 循证医学 . 北京：人民卫生出版社，20～30

第五章　临床研究证据的应用及注意事项

第一节　临床研究证据的应用

一、临床研究证据、医生与患者三者之间的关系(图 5-1)

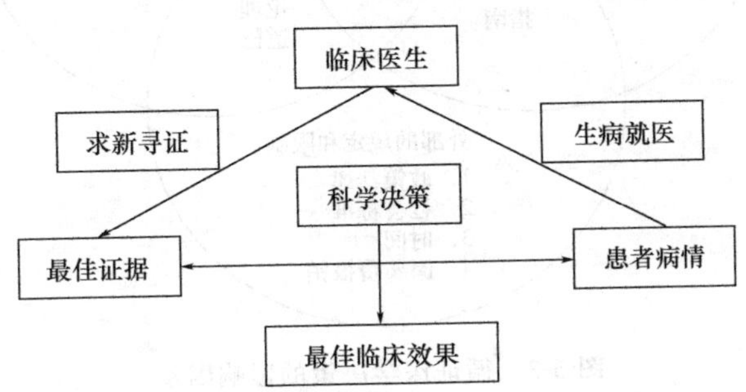

图 5-1　临床研究证据、医生与患者三者之间的关系

二、临床研究证据应用的注意事项(图 5-2)

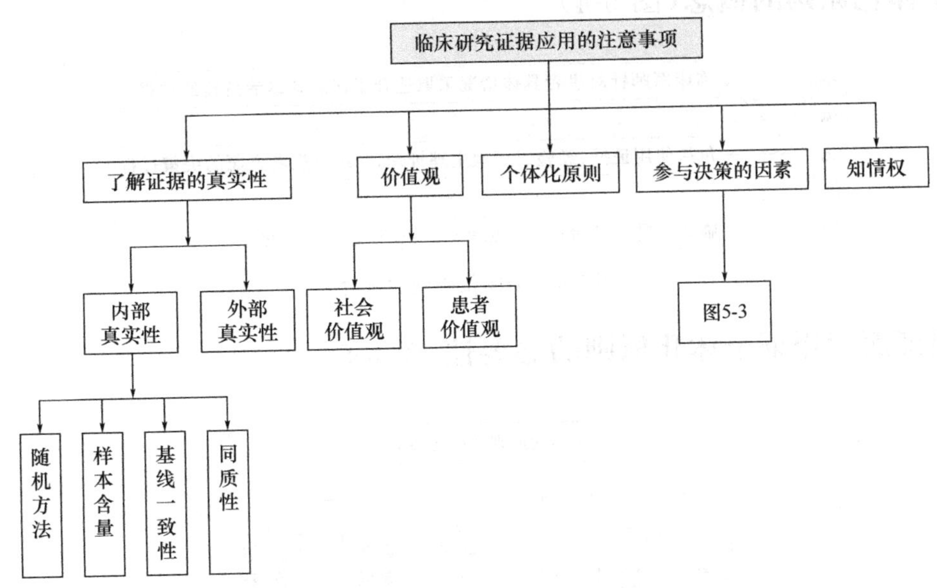

图 5-2　临床研究证据应用的注意事项

三、循证医学决策的影响因素(图 5-3)

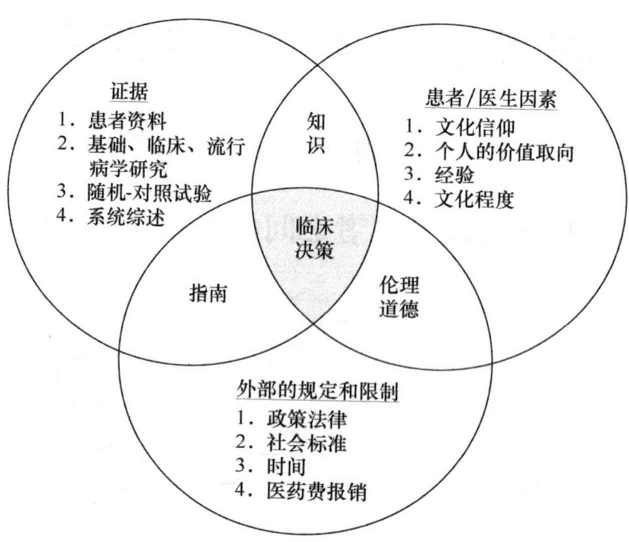

图 5-3 循证医学决策的影响因素

第二节 临床研究证据应用的个体化原则

一、个体化原则的概念(图 5-4)

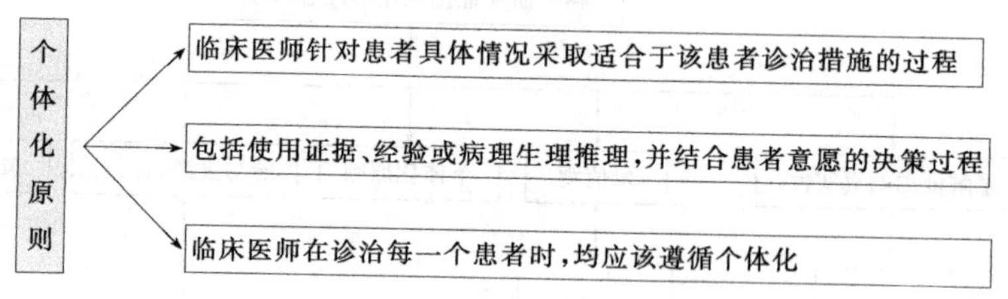

图 5-4 个体化原则的概念

二、循证医学用证个体化原则的必要性(图 5-5)

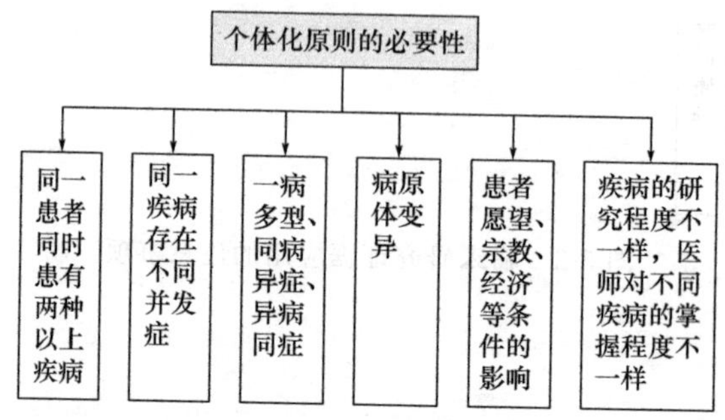

图 5-5 个体化原则的必要性

三、循证医学用证的个体化原则的内容(图 5-6)

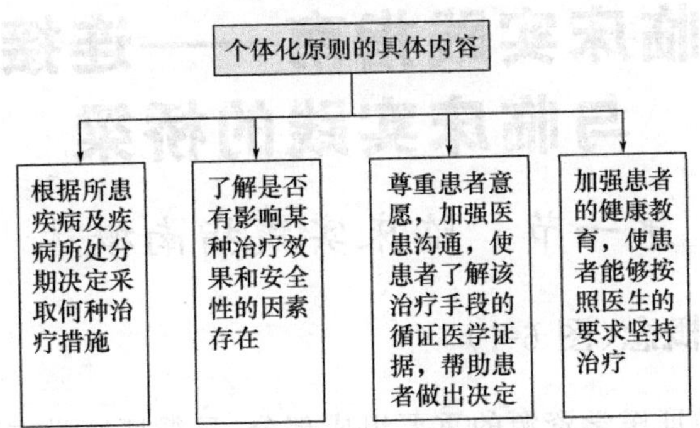

图 5-6 个体化原则的具体内容

(锡林宝勒日 白靖平)

参考文献

Sackett DL, Straus SE, Richardson WS, et al. 2000. Evidence-based medicine: how to practice and teachebm. 2nd ed. London: Churchill Livingstone

第六章 临床实践指南——连接临床证据与临床实践的桥梁

第一节 临床实践指南概述

一、临床实践指南概念(图 6-1)

临床实践指南是循证医学资源的重要组成部分，是循证医学在医疗实践中的具体应用，它是以系统评价为依据，经过专业学会或团体严格评价和筛选后制定，是具有权威性和实践意义的临床指导意见，帮助临床医师和患者在特定的诊疗条件下采取适宜诊疗措施的一系列文件。

临床实践指南是以循证医学的证据为基础，针对某一疾病的诊疗常规，是由于临床需要驱使产生的。随着医学的发展，以前的推荐指南可能会不再恰当，则需要更新证据，同样需要循证医学新的系统评价的出现。因此临床实践指南关注的是需要科学研究方能回答的具有普遍意义的实践部分，其建议具有一定的普遍性。

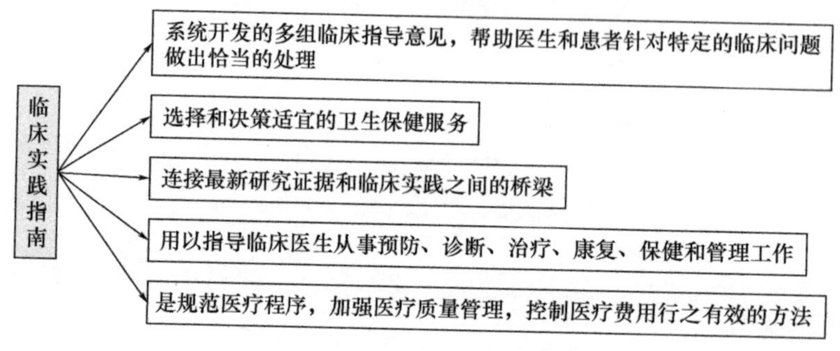

图 6-1 临床实践指南的概念

二、临床实践指南发展的相关因素(图 6-2)

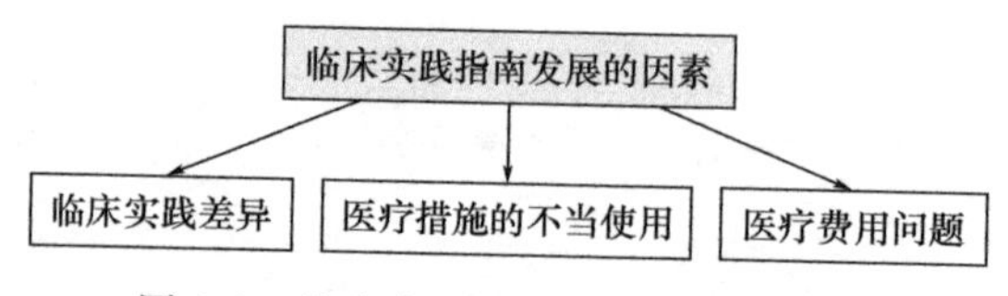

图 6-2 临床实践指南发展的相关因素

三、临床实践指南的作用与意义（图 6-3）

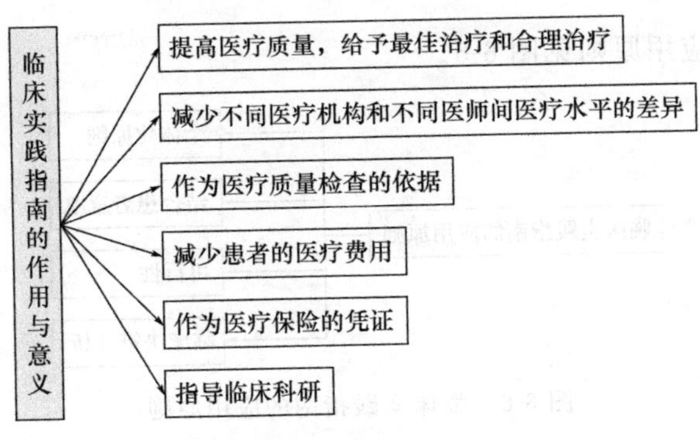

图 6-3 临床实践指南的作用与意义

四、临床实践指南的内容（图 6-4）

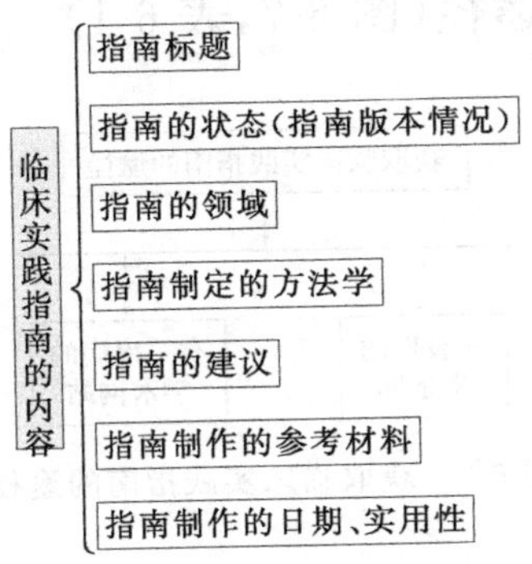

图 6-4 临床实践指南的内容

第二节 临床实践指南的评价

临床实践指南的评价见图 6-5。

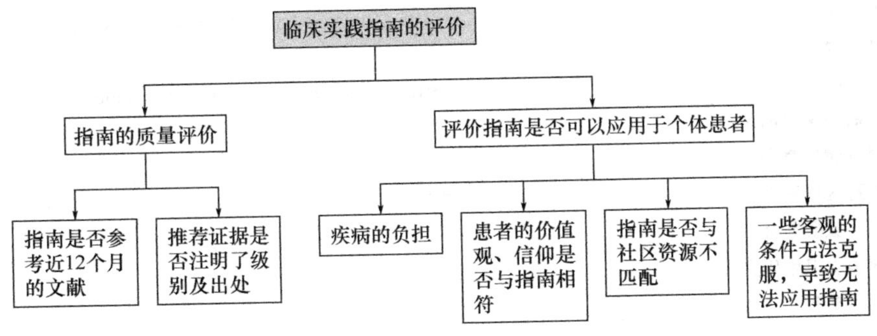

图 6-5 临床实践指南的评价

第三节　临床实践指南的应用原则

临床实践指南的应用原则见图 6-6。

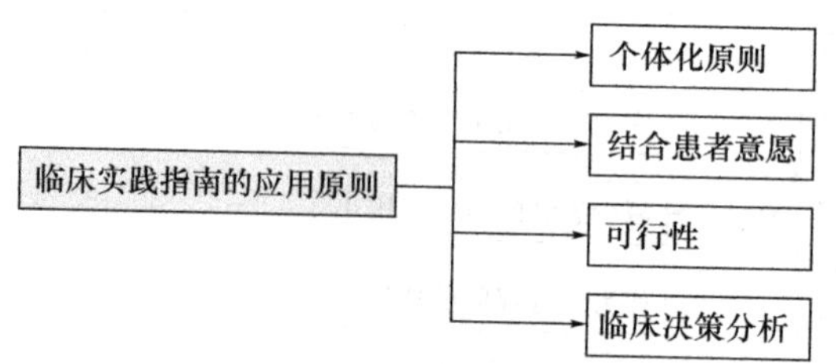

图 6-6　临床实践指南的应用原则

第四节　临床实践指南的应用方法

一、获取临床实践指南的途径(图 6-7,表 6-1)

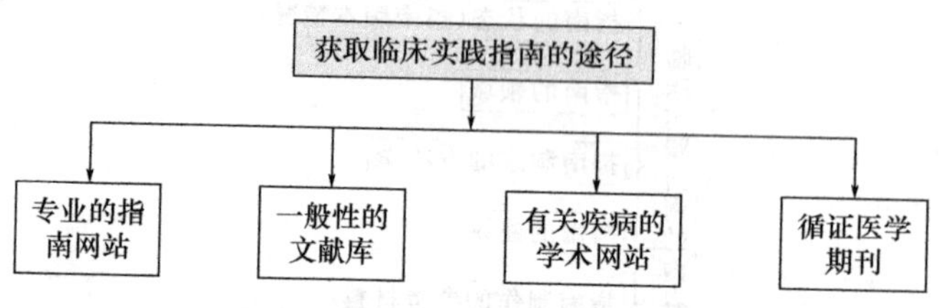

图 6-7　获取临床实践指南的途径

表 6-1　临床实践指南的来源

来源途径	网址
专业的指南网站	
SIGN	http://www.sign.ac.uk/guideline
NGC	http://www.guideline.gov
NZGG	http://www.nzgg.org.nz
CMA INFOBASE	http://mdm.ca/cpgsnew/cpgs/index.asp
一般性文献库	
MEDLINE	http://www.ncbi.nlm.nih.gov/pubmed/
有关疾病的学术网站	
美国肝病研究会	
亚太地区肝脏学会	
欧洲肝脏研究会	
美国国立卫生研究院	
循证医学期刊	
ACP Journal Club	http://www.acpjc.org/
EBM	http://www.ebm.bmjjournals.com
Journal Club on the web	http://www.journalclub.org
中国循证医学杂志	http://www.chinacochrane.org/zazhi

二、临床实践指南的应用方法(图 6-8)

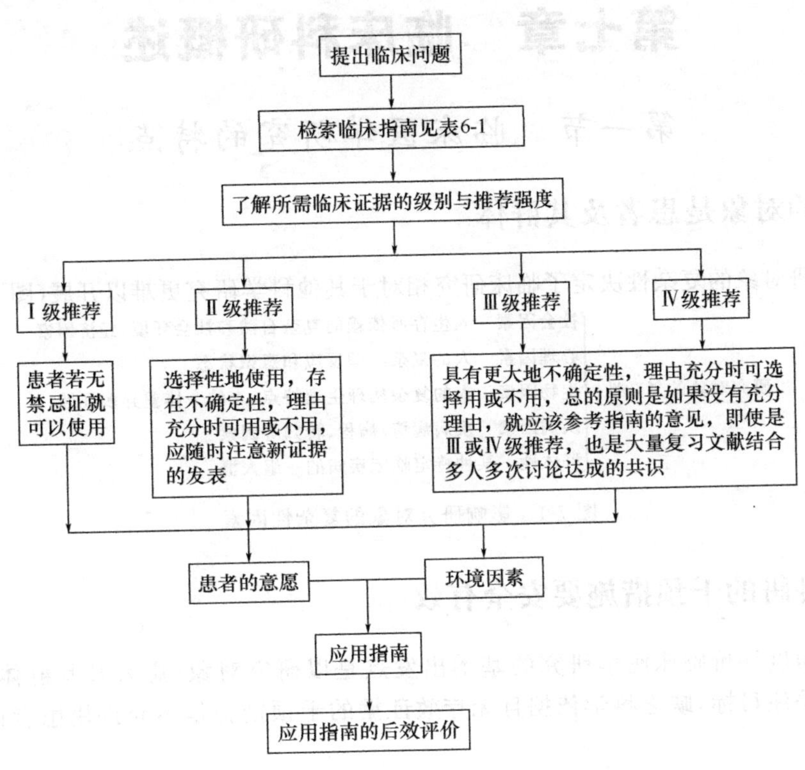

图 6-8 临床实践指南的应用方法

(锡林宝勒日 白靖平)

参考文献

AUSINFO ,CANBERRA ,AUSTRALIA. 1998. National Health and Medical Research Council. A guide to the development, implementation and evaluation of clinicalpractice guidelines

Burgers JS, Grol R, Klazinga NS, et al. 2003. Towards evidence-basedclinical practice: an international survey of 18 clinical guideline programs. Int J Qual Health Care, 15(1): 31～45

Woolf SH. 1992. Practice guidelines, a new reality in medicine. II. Methods of developing guidelines. Archieve Internal Medicine,152(5): 946～952

第七章　临床科研概述

第一节　临床医学研究的特点

一、研究的对象是患者及其群体

临床科研对象的复杂性决定了临床研究相对于其他科学研究更难以开展(图 7-1)。

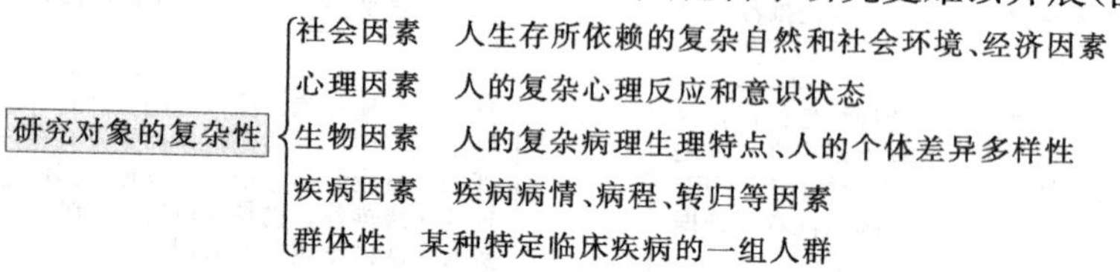

研究对象的复杂性
- 社会因素　人生存所依赖的复杂自然和社会环境、经济因素
- 心理因素　人的复杂心理反应和意识状态
- 生物因素　人的复杂病理生理特点、人的个体差异多样性
- 疾病因素　疾病病情、病程、转归等因素
- 群体性　某种特定临床疾病的一组人群

图 7-1　影响研究对象的复杂性因素

二、临床科研的干预措施要安全有效

从伦理角度评价临床医学研究的基本出发点是以研究对象(患者及其群体)的利益作为最重要的关注目标,缺乏科学依据且无疗效证据的干预措施是不允许用患者做试验研究的(表 7-1)。

表 7-1　临床科研对研究对象带来的利弊关系

利弊关系	备注说明
利益大,风险小	拟进行的临床研究,符合伦理学要求
利益小,风险大	临床研究不符合伦理,一定不能开展
利益大,风险大	应具体情况具体分析,如研究对象是癌症晚期患者或 AIDS 晚期患者,即患者的预后很差,新的治疗方法对晚期患者是最后一线希望,从伦理角度评价有可能被接受
利益小,风险小	应具体情况具体分析,从社会角度考虑,临床研究在今后将给其他人带来利益,同样是可以被接受的

三、研究的场所

临床研究基本上是在医院范围内进行,但是当涉及病因或危险因素的致病效应、疾病早期诊断或早期治疗时,则要面向社区。院内与院外患者的综合性群体研究是临床研究在今后的必经之路(图 7-2)。

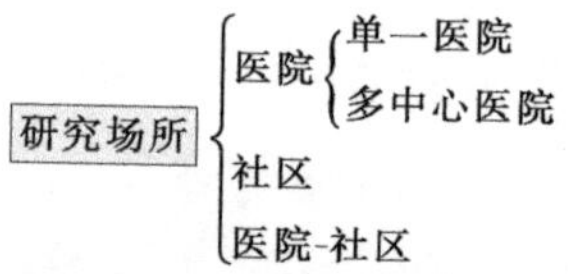

研究场所
- 医院
  - 单一医院
  - 多中心医院
- 社区
- 医院-社区

图 7-2　临床研究场所

四、医德

在开展临床科研之前，不仅需要从技术层面考虑某一项研究是否可行，还需要从这项研究可能对人、对社会和对人类的未来产生影响的角度，评估这项研究是否应该做（详见本书第十二章）。

五、有利于基础医学的研究（图 7-3）

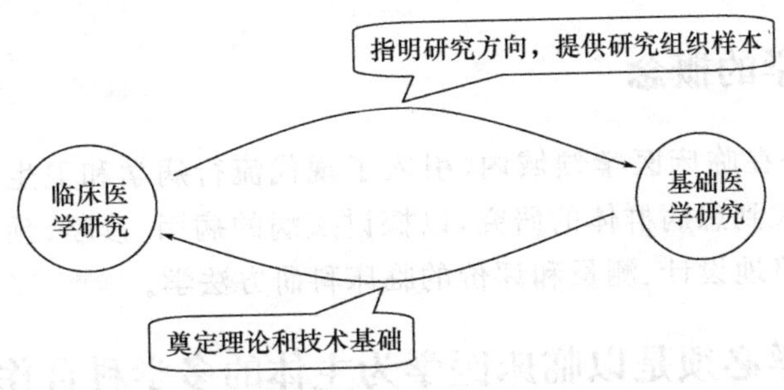

图 7-3 临床医学研究与基础医学研究关系

六、临床科研的共同性与渐进性

随着社会经济的发展和医学科学技术手段的不断更新，人类面临的卫生问题是不断变化的，疾病谱也在不断改变。临床流行病学方法把研究的重心放在设计、测量与评价上。从宏观流行病学的生态学研究发展到分子生物学为基础的微观流行病学，从随机对照试验为主的临床流行病学发展到医学科学证据的生产、评价和使用为主的循证医学研究。

七、临床科研的大众性与稀少性

临床研究在研究对象上从关注个体病例为基础扩大到相应的患病群体；在研究场所上由关注医院的个体患者诊治扩大到社区人群疾病的综合防治；在研究内容上从研究与探讨疾病的早发现、早诊断及早治疗，发展到疾病发生、发展和转归规律，形成完整的临床科研思路并提高临床诊疗水平，不仅研究常见病、多发病，还研究罕见病。

第二节 临床医学研究的方法

临床流行病学特征见表 7-2。

表 7-2 临床流行病学学科特征

特征	临床流行病学特征解释
群体性特征	某种特定临床疾病的一组人群
对比性特征	只有通过对比分析，才能发现差异，进而正确评价研究因素
统计学特征	人群具有生物学变异，因此开展人群的研究，应坚持统计学和概率论的观点
整合性特征	1. 预防和治疗的整合
	2. 社区医院的居民健康管理、疾病管理与上级医院疾病管理的整合与良性转诊的建立

续表

特征	临床流行病学特征解释
	3. 病因预防、早诊早治与积极治疗、康复和减少或延缓并发症、预防残疾发生的整合
	4. 行为危险因素的控制与临床药物治疗的整合
	5. 生理、病理治疗与心理治疗的整合
社会学特征	要注意研究对象的社会行为、社会环境和社会卫生服务和保障等因素
发展性特征	针对不同时期的临床研究需要，其研究方法和内容是不断发展变化的

一、临床流行病学的概念

临床流行病学是在临床医学领域内，引入了现代流行病学和卫生统计学的方法学，从患者个体的诊治，扩大到患病群体的研究，以探讨疾病的病因、诊断、预防、治疗以及预后等临床规律，并进行严格地设计、测量和评价的临床科研方法学。

二、临床流行病学必须是以临床医学为主体的多学科合作

临床流行病学的定位在临床医学。为了创新临床科研方法学，临床流行病学家必须与流行病学家、卫生统计学家、卫生经济学家和基础医学家紧密结合，相互学习，相互促进，在临床研究和医疗实践中，实现多学科交叉，发挥各自优势（表 7-3）。

表 7-3 与临床研究数据有关的人员及其主要工作描述*

与临床研究有关人员	主要工作描述
项目主管或项目经理	负责临床试验项目的管理，确保所有试验严格按照临床试验方案、标准操作程序和相关法规进行制定项目计划，对临床试验项目进行全面的质量控制与管理，按时完成临床试验的启动、执行及结束工作，并及时与项目相关的其他部门进行沟通和协调。负责选定试验中心、研究者并制定试验预算。在项目进行中，负责质量控制与试验进程报告。负责项目相关文件、物资及药品调配，并与各方（如申办方等）及时沟通有关药物的有效性、安全性、物资、时间点及财务预算等相关内容
统计师	参与临床研究设计、随机方案、样本大小估算、制定试验的统计学方法；撰写统计分析计划；完成统计分析，撰写统计分析报告；协助完成试验报告
编程人员	负责编写和维护计算机程序，用于临床研究数据的统计分析与报告；支持包括计算机系统验证与程序验证在内的验证工作，编写程序、逻辑检验程序，以支持临床研究的结果报告。负责临床研究数据的清理、挖掘、管理和分析使用
研究者	根据 GCP 和研究方案要求，完成临床试验的各项工作；临床试验的受试者筛选、入选及随访工作；向受试者介绍试验的内容与步骤，并解答有关问题；填写病例报告表；完成临床研究资料的收集、审查、归档和管理工作
临床研究助理	根据 GCP 和研究方案要求，协助研究者完成临床试验的各项具体工作；协助临床试验的受试者筛选、入选及随访工作；介绍受试者须知并解答有关问题；协助研究者填写病例报告表；须知完成临床试验资料的收集、归档和管理工作；协助完成临床研究药物管理、计数和记录工作
临床监察员	负责具体新药临床试验的组织、实施和监察工作，确保临床试验按标准操作程序执行；保证试验文件的妥善保管、归档及药品的发放和回收；协调试验各方关系
临床数据管理员	数据管理计划的撰写、管理和维护；设计 CRF，撰写 CRF 填写指南；数据库的建立与验证、数据录入、审查与报告；进行数据的逻辑检验，负责数据质疑表的管理；研究数据的编码；锁定数据库；完成各项数据资料质控过程

续表

与临床研究有关人员	主要工作描述
药物警戒员	负责临床试验中和上市后药物，以及自发性报告中的不良事件的收集、处理、记录、报告和跟踪随访等
医务法务事务人员	药品的注册与注册产品的维护；药品信息与患者信息的收集与维护；国内外药品安全信息的收集，风险预警；协助完成新产品的开发，负责新产品的注册或报批；与政府监管部门的协调与沟通
质量保证人员	负责实施和维护临床试验中的质量保证和质量控制系统，以确保程序的运行和试验数据的生成、记录和报告均符合研究方案、GCP 以及监管法规的要求；负责质量保证和质量控制系统的评估和监督，以及临床研究中 SOP 的维护、更新和定期培训等
医学写作人员	与项目团队成员的合作准备临床试验报告、文摘、幻灯片演示文稿等；撰写临床试验报告；检查研究方案，验证计划、统计分析计划和原始数据列表等
信息管理人员	维护临床研究系统的正常运转；参与计算机系统的验证与维护；临床研究系统的开发；系统用户的管理；对系统用户的技术支持

* 各临床研究机构的设置与分工可能不完全相同

三、临床流行病学力求研究结果的真实性与可靠性

临床流行病学的精华在于强调在临床医学研究中，应用科学的方法学，强化科研设计，最重要和最根本的目的是排除各种偏倚、混杂因素的影响，控制生物学变异造成的随机误差对试验结果的影响，确保研究结果的真实性和可靠性（详见第十章）。

四、临床流行病学研究的方法学

临床流行病学研究方法有设计、测量和评价等三种，研究方法要点详见第一章。

（一）设计（表 7-4）

表 7-4 临床科研设计内容

设计内容	备注说明
研究目的和科研假设的确定	提出拟解决的特定临床问题、理论意义或临床应用价值、社会效益或经济效益等
合理选择设计方案	依不同性质的研究课题抉择不同的研究方案（详见第一章）
确定研究因素	主要包括生物性、化学性、物理性因素以及人口学特征、遗传因素、心理因素、行为和生活方式等。试验干预措施要有创新性、有效性和科学性
确定研究对象	明确研究目标人群、源人群、合格人群、样本人群、抽样方法、样本含量等。要符合公认的诊断标准，确定具体的研究对象的纳入和排除标准
确定效应指标	临床研究是通过观察研究因素在研究对象身上产生的效应来验证疗效和因果关系，因此需要运用恰当的指标进行评价
确定质量控制措施与方法	由于临床研究的复杂性，在研究的全过程的各个环节存在着各种偏倚因素（详见第十章）
确定试验观察的期间要适合	干预疗程或追踪的时间有多久，是否满足药效或不良反应显效的时间要求，根据试验终点的设计指标（痊愈、有效、无效、死亡等）而定
正确应用统计学分析方法	临床研究的资料是丰富多彩的，不同研究设计的资料，应采用不同的统计学方法（详见第九章）
注重科研道德	临床研究的对象是患者及其群体，任何研究应患者的利益为第一，尊重患者的权利（详见第十二章）

临床科研设计除学术性内容上的保障以外，还需要组织实施上的保障。主要内容包括技术力量、组织分工、协作要求、时间进度、资料保管、经费来源、器材标准、校正工作、培训方案、生活安排、交通工具、质量措施、宣传工作、规章制度、各种知情同意书、协议书、审批意见等。

（二）测量

测量是在临床流行病学研究中对各种临床现象进行测量，可以采用定量或定性的测量方法，要求有较好的灵敏度和特异度。测量指标的判断标准和临床意义要有明确的规定，测量质量要确保科学性和可靠性（图 7-4，图 7-5）。

测量：
- 试验的措施一定要有反应性和可度量性：试验措施的作用客观地反映出来并被临床及实验室等检查方法及指标度量。
- 测量的方法要有良好的敏感性和特异性：当治疗效应发生后，采用的测量方法要有良好的敏感性和特异性，否则会发生漏诊或误诊。
- 测量指标的判断标准和临床意义要明确：测量指标有计量指标、计数指标、等级指标，应有公认的临床判断标准。

图 7-4　收集测量指标的注意事项

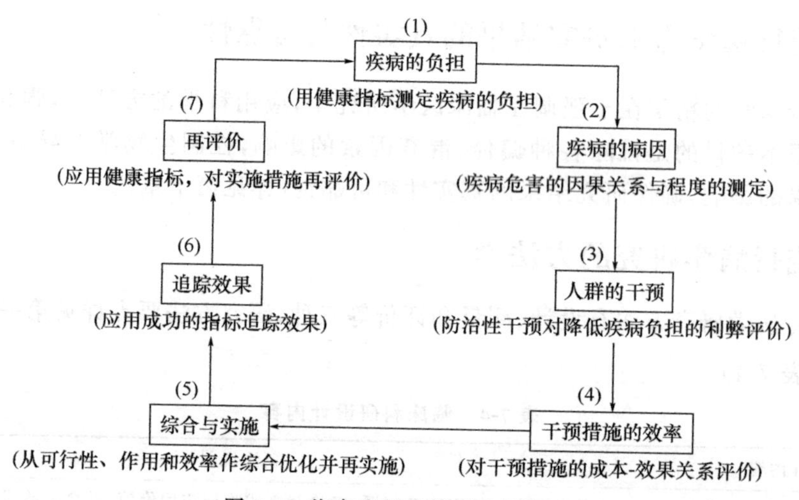

图 7-5　临床流行病学效应测量环

（三）评价

要科学评价临床研究结果是否真实可靠、临床意义和价值有多大、研究结果能否用于临床实践及其适用程度等（详见第四章）（表 7-5，表 7-6）。

表 7-5　评价临床科研结果

评价内容	说明
真实性和可靠性评价	1. 研究证据是来自何种设计方案及其论证强度 2. 有无对照组以及设置是否恰当 3. 研究对象的选择、诊断标准是否可靠，纳入和排除标准如何 4. 样本量是否足够 5. 组间重要的基线状况是否可比 6. 有无相关偏倚因素存在以及是否采取了相应的防止或处理措施 7. 研究对象的依从性如何 8. 研究对象的随访时间是否足够长？是否随访了所有纳入的研究对象 9. 对试验观测指标及资料的整理、统计分析方法是否恰当等

续表

评价内容	说明
实用性评价	1. 分析研究成果有无实用价值、有多大的实用价值 2. 研究成果的利弊比有多大 3. 在什么样的医疗环境和条件下推广等
重要性评价	1. 评价研究结果的临床意义 2. 评价研究结果的统计学意义 3. 评价研究结果的卫生经济学意义

表 7-6 临床与统计学意义评价

不同情况	临床意义	统计学意义	临床应用结论
A	+	+	+
B	+	−	+～±
C	−	+	−
D	−	−	−

第三节 临床医学研究的作用与价值

临床医学研究的作用与价值见图 7-6。

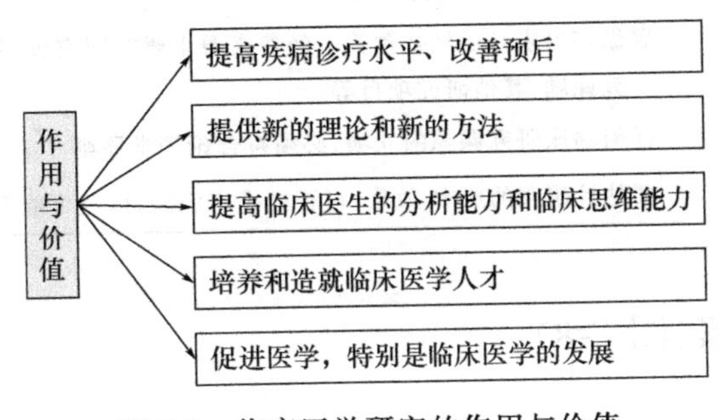

图 7-6 临床医学研究的作用与价值

第四节 选题、立题及研究对象的来源与选择

一、临床研究前的准备(图 7-7)

研究前的准备
- 发现和提出问题:是临床研究前的重要步骤,并非什么问题都能成为科学问题,是从很多临床发现的问题中选择出来的
- 文献检索:了解国内外有关研究的现状,寻找自己开展科研的起点与目标,并防止低水平重复
- 建立假说,确立研究课题:是科研的起点,临床医生的科研能力如何,首先就表现在他的选题水平上
- 临床流行病学设计:要对提出的课题如何解决,主要研究哪些内容,选定什么研究技术,采取哪些步骤等进行科研设计

图 7-7 临床流行病学研究前的准备

二、选题与立题原则(表 7-7)

表 7-7 选题与立题的原则

原则	解说
选择疾病负担重大的疾病	选择高发病率、高致残率、潜在减寿年或伤残调整寿命年损失大的,造成疾病负担重、对社会安定影响大、涉及范围地域广的疾病为重点课题进行研究
研究问题要明确具体	要具体和明确地提出期望要解决的问题,不能在一个研究中企图去解决多个问题
要有创新性	1. 观点与概念的创新 2. 手段和方法的创新 3. 应用的创新
医学研究的公正性	结合国情、地方特色以及广大人民(不分贫富)对健康和有效防治疾病的要求来选题,体现研究的社会公正性
选择足够的研究对象	一定要根据实际情况充分考虑研究对象的来源及数量
选择合理的研究设计方案	依不同性质的研究课题抉择不同的研究方案(详见本书第一章)
干预措施要安全有效	缺乏科学依据且无疗效证据的干预措施是不允许用患者做试验研究的
研究措施执行的可行性	1. 仪器设备及实验室条件 2. 要有执行研究课题的配套人才 3. 干预措施和测试的指标一定不能过繁 4. 注意社会、文化和宗教的接受可行性 5. 注意研究对象的依从性
经费支持	要做实事求是的经费预算。经费来源主要有国家级课题、省部级研究课题、国际研究课题、其他研究项目等
伦理学原则	任何临床研究课题的立项,必须符合伦理学原则
预测研究结果的价值	要估计研究的成本-效果,可否被推广应用,以及可能产生的社会及经济效益等

三、选题与立题步骤(图 7-8)

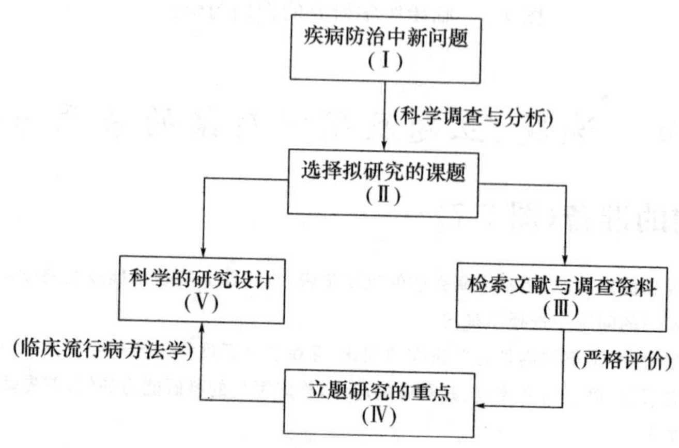

图 7-8 临床科研选题与立题步骤

四、研究对象

(一) 有关研究对象的概念

进行临床流行病学研究要确定在不同水平上抽取研究对象，选择的人群范围由大到小，一般应该从预期研究结果要推论的人群开始，选择符合诊断标准、具备纳入标准、不具备排除标准的人群的一部分人作为实际进入试验的研究对象（表 7-8）。

表 7-8　有关研究对象的概念

名称	概念
目标人群	研究结果能够适用和推论到的人群；根据研究目的，选择目标人群的范围最大
源人群	按照一般定义和计算，能够产生合格对象的人群，需要从中排除不能评定的对象、能够评定但不合格的对象以及因为资料不全而无法分类的对象
样本人群	为选取研究对象而从源人群中抽取的样本人群
研究对象	指样本人群中符合纳入和排除标准的合格对象。为研究提供资料且研究结果唯一直接适用的一部分个体
诊断标准	应以公认的国际疾病分类标准或全国性学术会议规定的诊断标准作为标准化的尺度来选择研究对象，因为这些标准具有权威性，且与同类的研究结果有可比性
纳入标准	应根据研究的目的，在采用诊断标准的基础上制定适当的入选标准，及符合诊断标准且具备入组条件的具体规定
排除标准	当研究对象符合诊断标准时也未必都选做研究对象，如患者年龄太大或体弱、有其他合并症、同时患另一种可能影响本试验效果的疾病时，或者对药物有不良反应等情况，就不宜选做研究对象，应予以剔除。因此设计时还应制定不能入选的具体规定，即排除标准

(二) 选择研究对象的原则（表 7-9）

表 7-9　选择研究对象的主要原则

原则	解说
研究对象能从临床试验中受益	从遵守医德的原则讲，患者应该在医院获得最佳治疗
研究对象的代表性	要求入选的研究对象，在病型、病情以及年龄、性别等方面具备某病患者的全部特征，即对研究疾病的全部患者具备代表性，则临床试验的结论才能够推广到目标人群，是研究的结果具有明显的使用价值
研究疾病的发病率	应选择与其发病率高的人群作为研究对象
研究对象的依从性	为了在临床试验获得正确的结果应选择依从性好的患者做研究对象，若不依从患者的数量较大，研究结果就会出现误差
志愿者的选择	临床试验中，选择志愿者作为研究对象的问题值得探讨。不能否认有些志愿者出于崇高的目的和献身精神自愿接受试验，这是值得称赞的

第五节　临床医学研究测量指标及相互关系

临床流行病学指标包括描述疾病频率分布的描述指标以及研究分布影响因素或防治效果的分析指标，它们是表述临床流行病学研究结果或做因果推断的重要数据基础。这些指标可应用医院小人群，也可应用于社区大人群。

一、频率测量指标

流行病学资料中分类测量水平较多，分类测量中可以对各类别计数，算出它们的发生强度现存比例，从而得到疾病、伤残或死亡在人群中出现的指标，这种就是频率测量指标，它是流行病学的描述指标(图 7-9～图 7-11，表 7-10)。

频率测量指标(描述指标)
- 发病指标：发病率、罹患率、累计发病率、发病密度、患病率、感染率、继发率
- 疗效指标：治愈率、缓解率、有效率、复发率
- 死亡指标：死亡率、病死率、生存率
- 残疾失能指标：病残率、潜在减寿年数、伤残调整寿命年、健康寿命年、质量调整寿命年

图 7-9 频率测量指标分类

表 7-10 频率测量指标及其解释

指标名称	指标解释
发病率	在一定时期内、一定人口中发生某新病例的频率
罹患率	衡量某病新病例频数，一般用于小范围或短时间的流行
累计发病率	当观察人口比较稳定时，以开始观察时的人口数为分母，整个观察期内发病患者人数为分子，不考虑观察时间的长短，得到观察期内的累计发病率
发病密度	将变动的人群转变为人时数代替人数来计算，此种发病率称为发病密度，适用于暴露人口不稳定，人群发生较大的变动等
患病率	某特定时间内现有病例数(包括新旧病例)与同期平均人口数之比
感染率	在某个时间内所检查的人群样本中，某病现有感染者所占的比例
继发率	在某些传染病最短到最长潜伏期之间，易感接触者中发病的人数占所有易感接触者总数的百分率
死亡率	在某一时期内一定地区的人群中死亡人数所占比例
治愈率	某病治疗患者中治愈例数的频率
缓解率	某病患者中病情缓解的患者的频率
有效率	某病治疗患者中有效例数的频率
病死率	表示一定时期内，患某病的全部患者中因该病死亡者的比例
生存率	接受某种治疗的患者或患某病的人群中，经若干年随访，尚存活的患者数所占的比例
带瘤生存率	身体某处存在肿瘤实体的患者中，经若干年随访，尚存活的患者数所占的比例
复发率	某病病愈后一段时间复发患者的百分比
病残率	指某一人群中，在一定时期内每百(或千、万、十万)人中实际存在的病残人数
潜在减寿年数(PYLL)	是指某病在某年龄组人群死亡者的期望寿命与实际死亡年龄之差的总和，即死亡所造成的寿命损失
伤残调整寿命年(DALY)	指从发病到死亡所损失的全部健康寿命年，包括因早死所致的寿命损失年(YLL)和疾病所致伤残引起的健康寿命损失年(YLD)两部分
健康寿命年(HeaLY)	将疾病的致死效果及致失能效果结合在一起的测量疾病负担的指标
质量调整寿命年(QALYs)	是一种健康状态和生命质量的正向综合测量指标，反映一个健康生存年

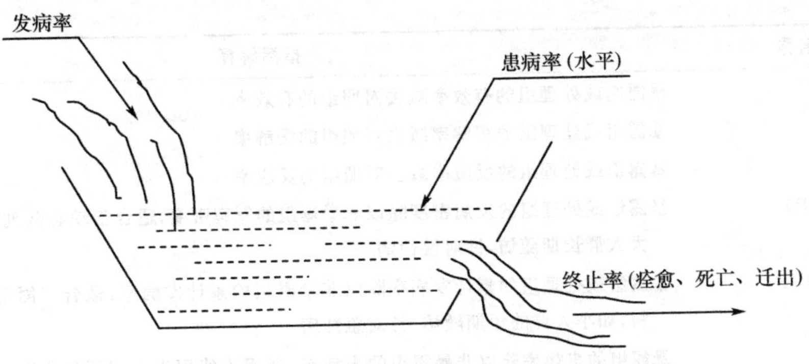

图 7-10 表示疾病频率的疾病池模型

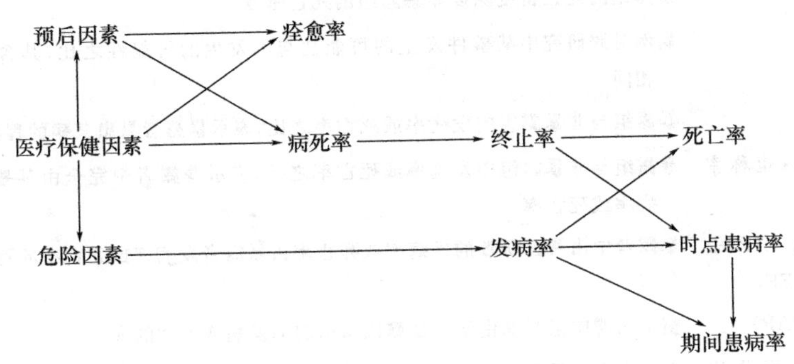

图 7-11 疾病频率的影响因素及其作用路径

二、效应测量指标

在频率测量指标的基础上对病因作用或防治效果做出估计,从而得到因果强度或比重的指标,这就是效应测量指标,这就是流行病学的分析指标(图 7-12,表 7-11)。

效应测量指标(分析指标)
- 绝对相应指标(率差):发病差值、发病密度差值、患病差值、死亡差值、死亡密度差值、功效差值、有效率差值、缓解率差值、预期反应率差值、比值比、相对危险度、预防差值(绝对危险降低)、需要处理的人数
- 相对相应指标(率比):发病密度比、累计发病率比、患病率比、死亡密度比
- 归因(防治)比例:归因危险度(率差)、归因危险度百分比(病因分值)、人群归因危险度、人群归因危险度百分比、归因预防比、预防分数

图 7-12 疾病效应测量指标分类

表 7-11 效应测量指标及其解释

指标名称	指标解释
发病差值(ID)	包括发病密度差值和发病概率差值
发病密度差值(IDD)	暴露组或处理组的发病密度减去对照组的发病密度
患病差值(PD)	时点患病率的差值;暴露组或处理组的患病率减去对照组的患病率
死亡差值(MD)	基本类似于发病差值
死亡密度差值(MDD)	暴露组或处理组的死亡密度减去对照组的死亡密度
功效差值(ED)	功效代表防治效果的正面指标,有效率、缓解率、预期反应率等

续表

指标名称	指标解释
有效率差值	暴露组或处理组的有效率减去对照组的有效率
缓解率差值	暴露组或处理组的缓解率减去对照组的缓解率
预期反应率差值	暴露组或处理组的反应率减去对照组的反应率
发病密度比(IDR)	暴露组或处理组的发病密度除以非暴露组的发病密度,适合于动态队列的人时资料,如大人群长期随访,针对慢性病
累计发病率比(CIR)	暴露组或处理组的累计发病率除以非暴露组的累计发病率,适合于固定队列的概率资料,如小人群的短期随访、针对急性病
患病率比(PR)	暴露组的患病率除以非暴露组的患病率,适用于使用患病病例的研究,如横断面研究、病例对照研究
死亡密度比(MDR)	暴露组的死亡密度除以非暴露组的死亡密度
比值比(OR)	病例对照研究中某事件发生的可能性与不发生的可能性之比,其含义与相对危险度相同
相对危险度(RR)	暴露组与非暴露组中发病率或死亡率之比,表示暴露者易患某病的程度
归因危险度(AR)(也称率差,RD)	暴露组与非暴露组中发病率或死亡率之差,表示暴露者中完全由某暴露因素所致的发病率或死亡率
归因危险度百分比(AR%)(也称病因分值,EF)	暴露者中由暴露所致的发病率或死亡率占暴露者发病率或死亡率的百分比
人群归因危险度(PAR)	整个人群中某时期由于某暴露因素引起的发病或死亡的率
人群归因危险度百分比(PARP或PAR%)	人群中由于暴露于某因素所致的发病率或死亡率占人群发病率或死亡率的百分比。它提示在完全控制暴露因素后,人群中某病发病(或死亡)率可能下降的程度
归因预防比(APP)	归因于暴露(处理)的潜在病例实际预防比,或发病频率实际下降的比例。类似于广义的归因危险
预防差值(PD)又称绝对危险降低(ARR)	非暴露组的发病率与暴露组的发病率之差,表示归因于暴露的发病率下降
需要处理的人数(NNT)	ARR的倒数,表示每预防1例危险事件需要防治处理的危险人数,主要在临床治疗对预后改善中,用需要处理的人数来评价预防功效。
预防分数(PF)	预防差值除以非暴露组的发病率,表示归因于暴露的发病率下降比例

(阿布都沙拉木·依米提　白靖平)

参考文献

黄悦勤.2003.临床流行病学.第2版.北京:人民卫生出版社
李立明.2011.临床流行病学.北京:人民卫生出版社
王家良,王滨有.2008.临床流行病学.第3版.北京:人民卫生出版社
颜崇超.2011.医药临床研究中的数据管理.北京:科学出版社
余松林.2002.医学统计学.北京:人民卫生出版社
赵仲堂.2008.流行病学研究方法与应用.第2版.北京:科学出版社
郑全庆.2007.临床流行病学.西安:西安交通大学出版社

第八章　临床科研设计原则、基本内容及常用设计方案

第一节　临床研究设计的基本原则

一、随机化

(一) 随机的目的(图 8-1)

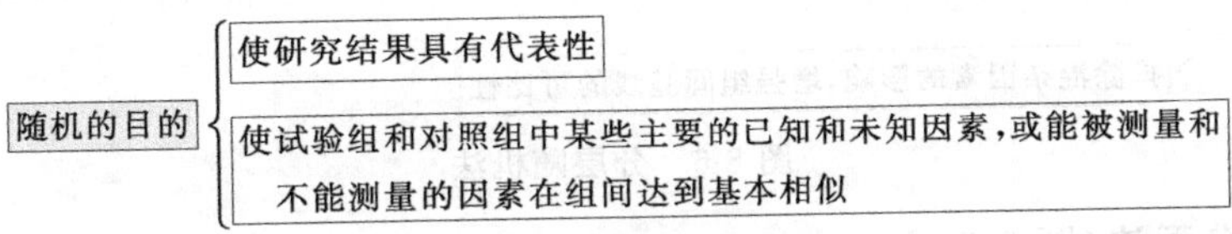

图 8-1　随机的目的

(二) 随机的种类(图 8-2，图 8-3)

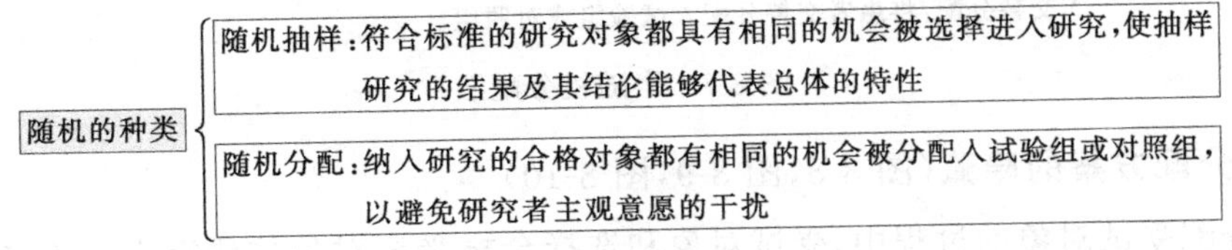

图 8-2　随机的种类

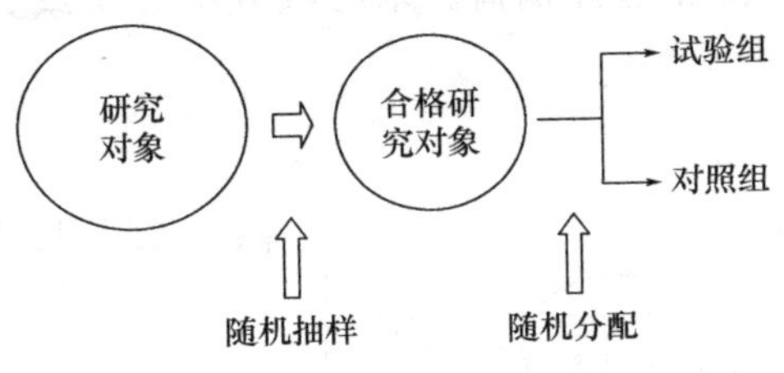

图 8-3　随机示意图

(三) 常见的随机化分配方法

1. 简单随机法(图 8-4)

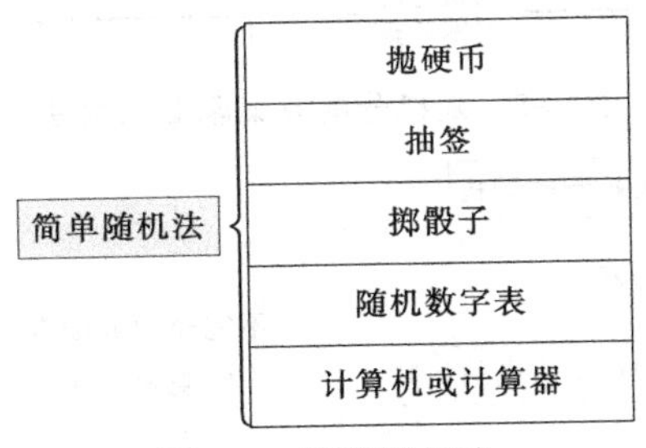

图 8-4　简单随机法

2. 区组随机法(图 8-5)

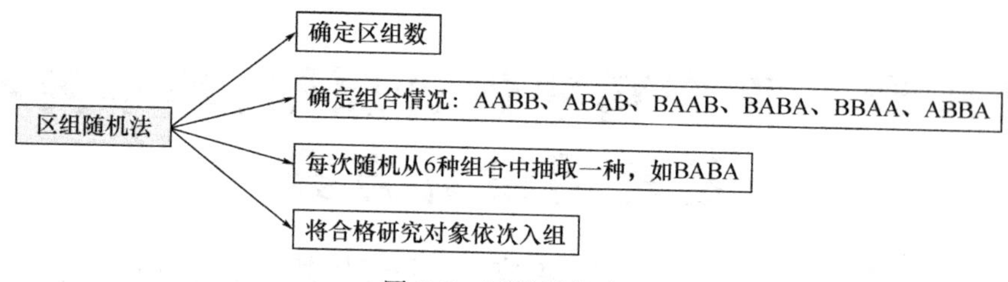

图 8-5 区组随机法

3. 分层随机法(图 8-6)

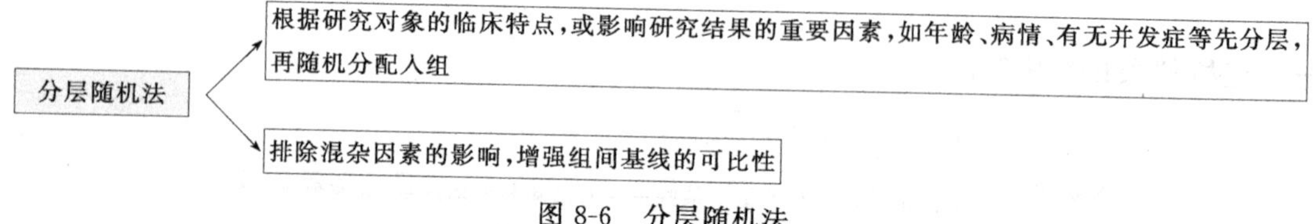

图 8-6 分层随机法

4. 半随机分配法(图 8-7)

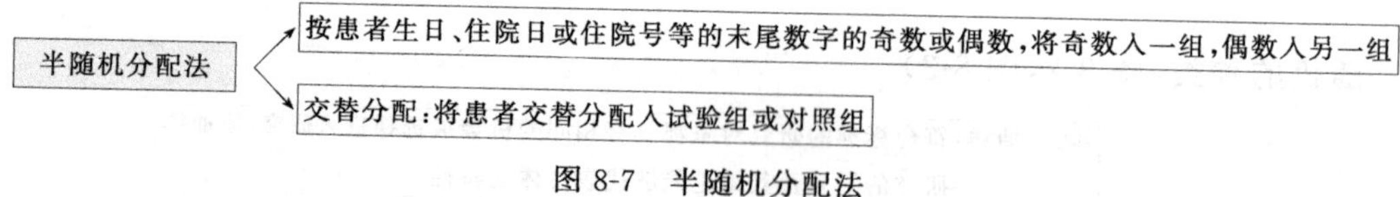

图 8-7 半随机分配法

(四) 随机分配方案的隐藏(图 8-8,图 8-9,图 8-10)

随机分配受试对象的过程中,受试对象和选择合格受试对象的研究人员不能预先知道随后的分配方案,目的在于防止选择偏倚。未隐藏分配方案或分配方案隐藏不完善的试验,常常夸大治疗效果。

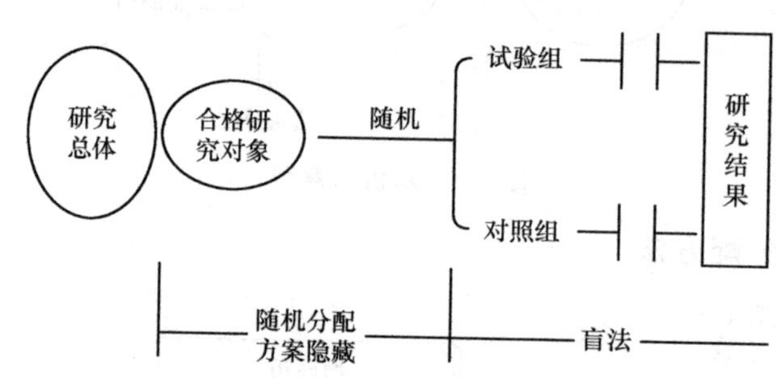

图 8-8 随机分配方案隐藏与盲法

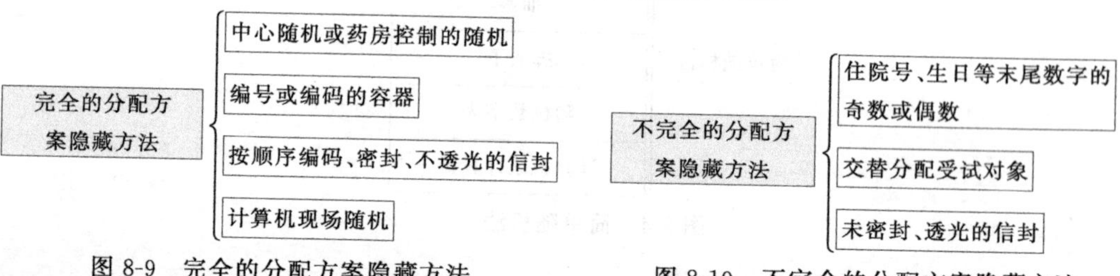

图 8-9 完全的分配方案隐藏方法

图 8-10 不完全的分配方案隐藏方法

二、对照

(一) 设立对照的目的(图 8-11)

设立对照的目的
- 区分处理因素与非处理因素的效应
- 消除和减少实验误差

图 8-11　设立对照的目的

(二) 对照的种类(图 8-12)

对照的种类
- 配对对照:选择条件相同的两个研究对象配成一对,分别给以不同的处理因素,对比两者之间的不同效应
- 自身对照:研究对象在试验的前后两个阶段,分别接受两种不同的干预措施,最后比较两种措施的效果
- 历史对照:将新的干预措施结果与过去研究的结果作比较

图 8-12　对照的种类

三、盲法

(一) 盲法的目的

盲法的目的是避免测量偏倚。

(二) 盲法的种类(图 8-13)

盲法的种类
- 单盲:只有受试对象不知道他们是在试验组或对照组,检验人员、病理医师等不知道受试对象的诊断情况也属于单盲
- 双盲:受试对象和试验措施实施者双方都不知道干预措施分组情况
- 三盲:受试对象、研究者和资料分析或报告者都不知道受试对象分配在哪一组和接受哪一种干预措施

图 8-13　盲法的种类

(三) 盲法与随机分配方案隐藏的区别(表 8-1)

表 8-1　盲法与随机分配方案隐藏的区别

项目	随机分配方案的隐藏	盲法
目的	减少结果测量和数据分析过程中的偏倚	避免选择偏倚
应用时期	分配完成之后开始	至分配方案完成为止
可行性	有时难以实施	可行

第二节　临床研究设计的基本要素

一、临床研究设计的基本要素(图 8-14)

临床研究设计的基本要素
- 处理因素:研究者根据研究目的欲施加或欲观察的能作用于受试对象并引起直接或间接效应的因素。应抓住主要处理因素,区分处理因素与非处理因素(混杂因素),处理因素必须标准化
- 受试对象:处理因素作用的客体,对处理因素应敏感,反应必须稳定
- 试验效应:处理因素作用于受试对象的客观反应和结果,通过指标来表达,注意有效性、精确性、敏感性

图 8-14　临床研究设计的基本要素

二、临床试验的流程(图 8-15)

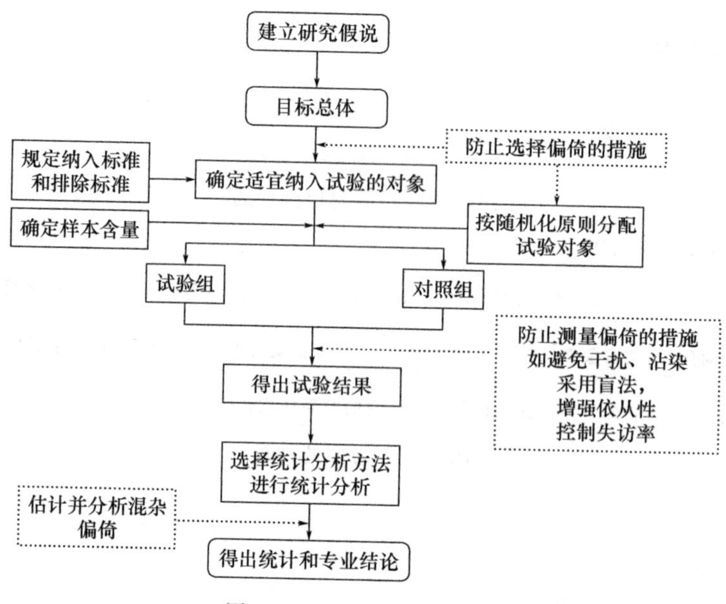

图 8-15 临床试验流程图

第三节 常用临床科研设计的类型

一、随机对照试验

随机对照试验是指将符合要求的研究对象、分别分配到试验组和对照组,然后分别接受相应的试验措施,在一致的条件下,同步地进行研究和观察试验效应,并用客观的效应指标,对试验结果进行测量和评价的试验设计方法。

(一) 设计方案(图 8-16)

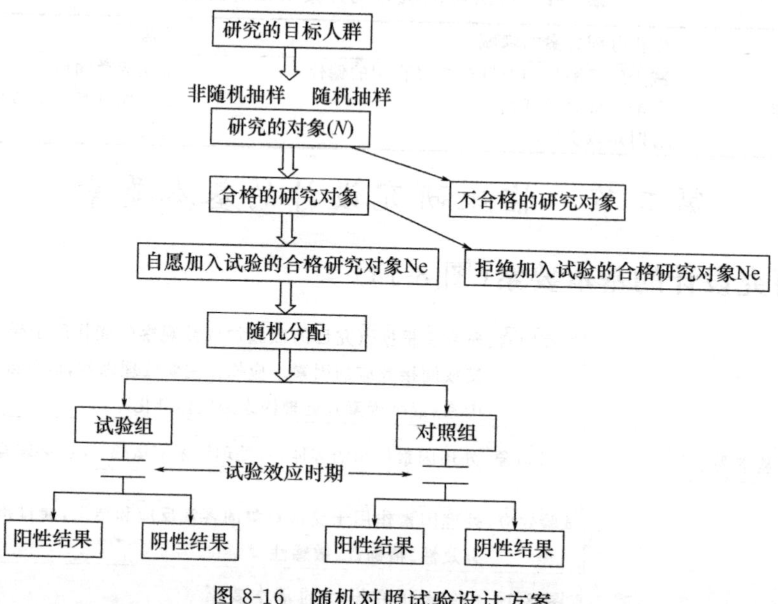

图 8-16 随机对照试验设计方案

(二) 应用范围(图 8-17)

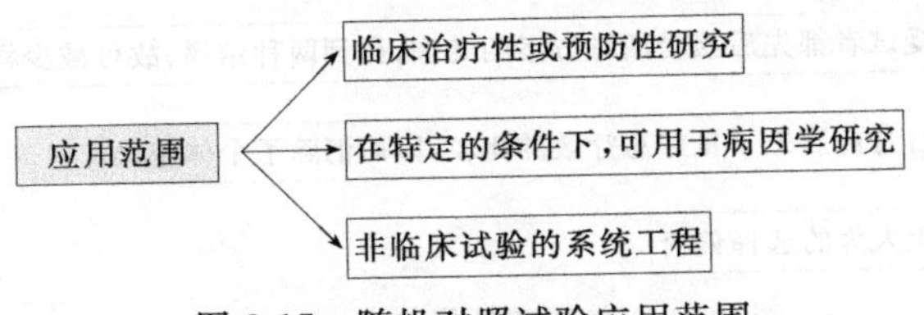

图 8-17　随机对照试验应用范围

(三) 优缺点(图 8-18，图 8-19)

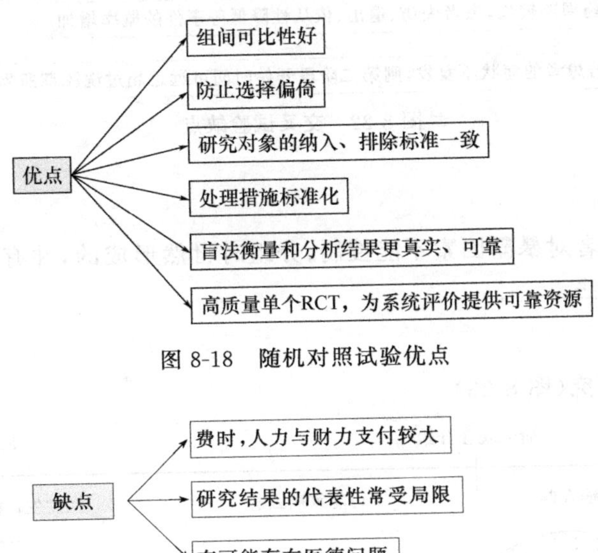

图 8-18　随机对照试验优点

图 8-19　随机对照试验缺点

二、交叉试验

交叉试验是对两组被观察对象使用两种不同的处理措施，然后将处理措施相互交换，使每例观察对象都能接受到相同的处理措施，最后进行对照比较的设计方法。

(一) 设计方案(图 8-20)

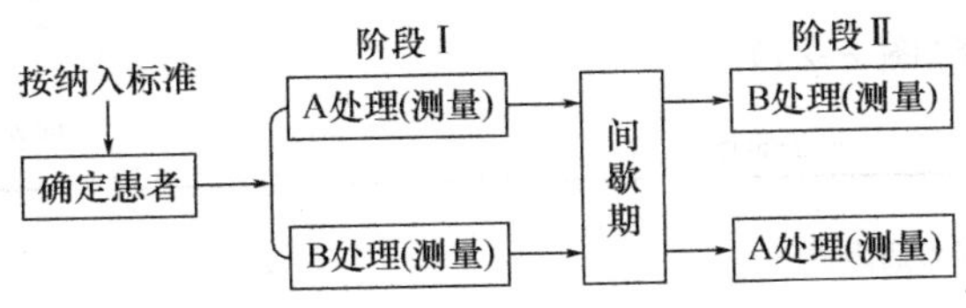

图 8-20　交叉试验设计方案示意图

(二) 应用范围

本研究设计适用于治疗性试验，特别适合于症状或体征反复出现的慢性疾病，如支气管哮喘、溃疡、高血压等。

(三) 优缺点(图 8-21,图 8-22)

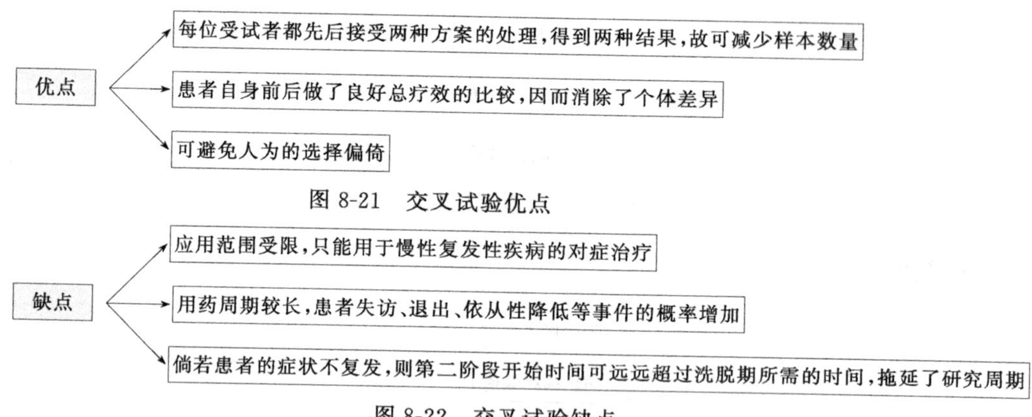

图 8-21 交叉试验优点

图 8-22 交叉试验缺点

三、队列研究

队列研究中研究者对暴露因素不能控制,分组时自然形成的,并有同期对照,是在群体研究时常用的研究方法。

(一) 设计方案

1. 前瞻性队列研究(图 8-23)

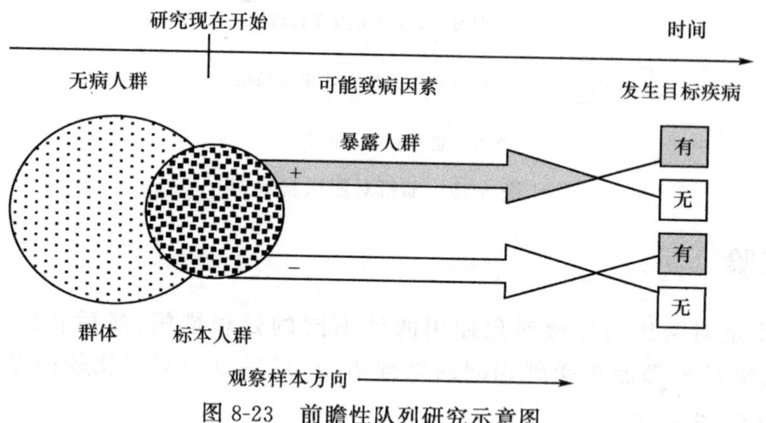

图 8-23 前瞻性队列研究示意图

2. 回顾性队列研究(图 8-24)

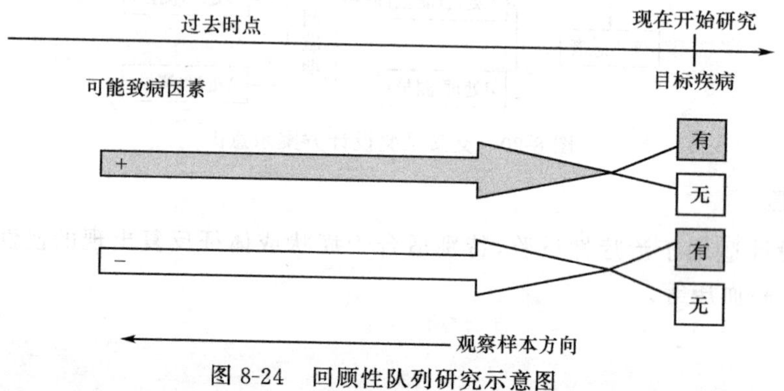

图 8-24 回顾性队列研究示意图

3. 回顾-前瞻性队列研究(图 8-25)

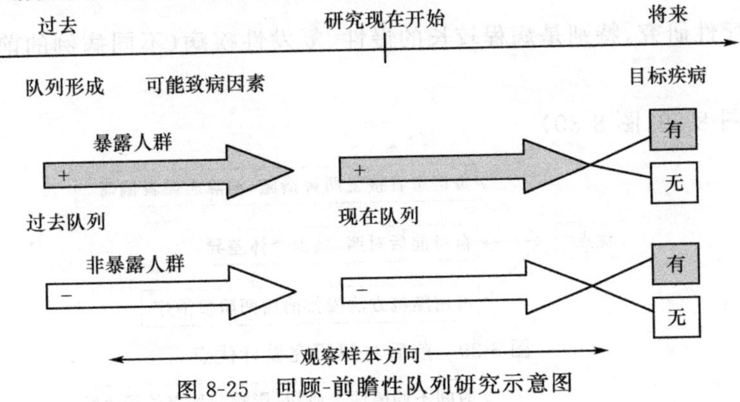

图 8-25　回顾-前瞻性队列研究示意图

(二) 应用范围

凡在群体中研究某种可能的致病因素或某项措施对固定人群的影响,均可使用队列研究。常用于:病因研究、治疗性研究、预防性研究或预后研究。

(三) 优缺点(图 8-26,图 8-27)

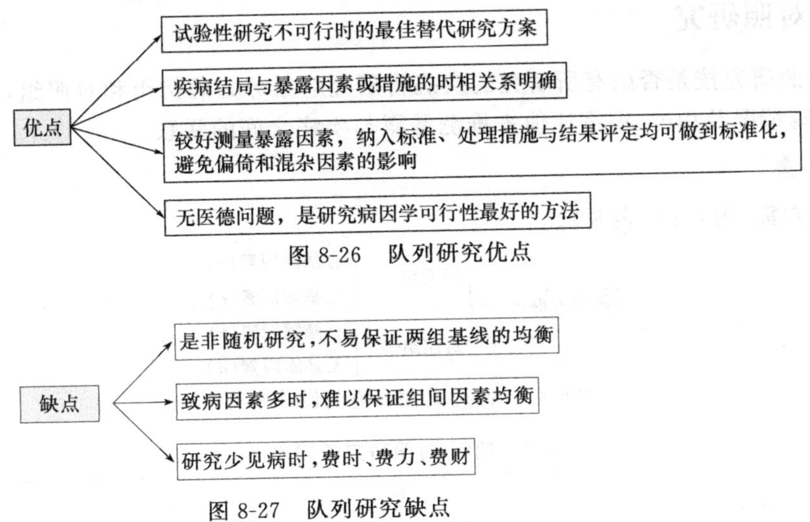

图 8-26　队列研究优点

图 8-27　队列研究缺点

四、前后对照研究

前后对照研究是将两种不同的处理措施或两种治疗方法,在前后两个阶段分别应用于观察对象,然后对其结果进行比较。

(一) 设计方案(图 8-28)

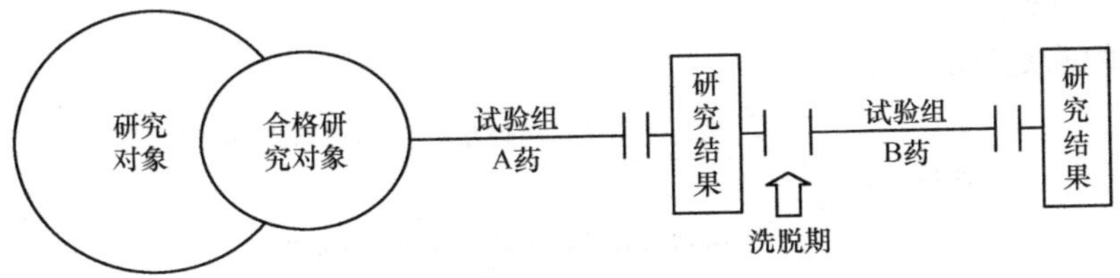

图 8-28　前后对照研究设计方案

(二) 应用范围

应用于治疗性研究,特别是病程较长的慢性、复发性疾病(不同病例的前后对照研究不受此限制)。

(三) 优缺点(图 8-29,图 8-30)

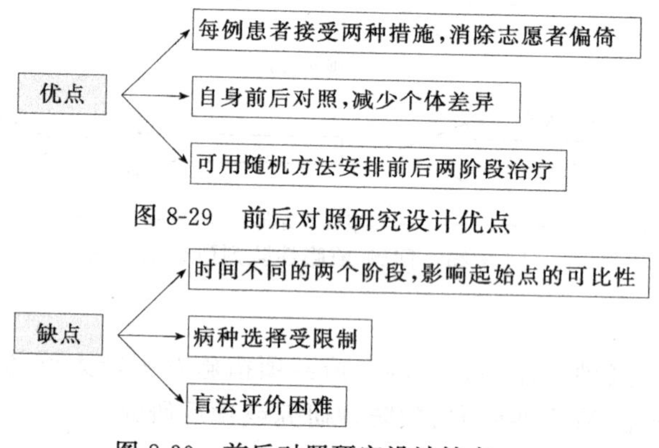

图 8-29　前后对照研究设计优点

图 8-30　前后对照研究设计缺点

五、病例-对照研究

病例-对照研究按是否患有所研究的疾病将研究对象分为病例组和对照组,比较两组人群既往的暴露情况及程度,根据比值来推测暴露与疾病之间的联系。

(一) 设计方案

1. 设计方案(图 8-31,表 8-2)

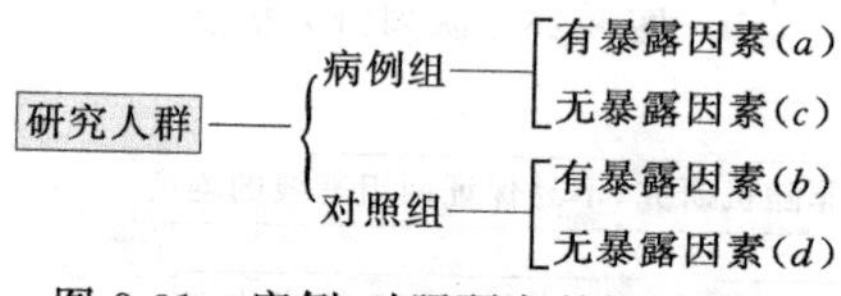

图 8-31　病例-对照研究的设计方案

表 8-2　病例-对照研究的四格表

暴露于某因素	结果		合计
	病例组	对照组	
是	a	b	$a+b$
否	c	d	$c+d$
合计	$a+c$	$b+d$	N

2. 病例和对照的选择

(1) 病例组的选择

1) 病例的确定(图 8-32)

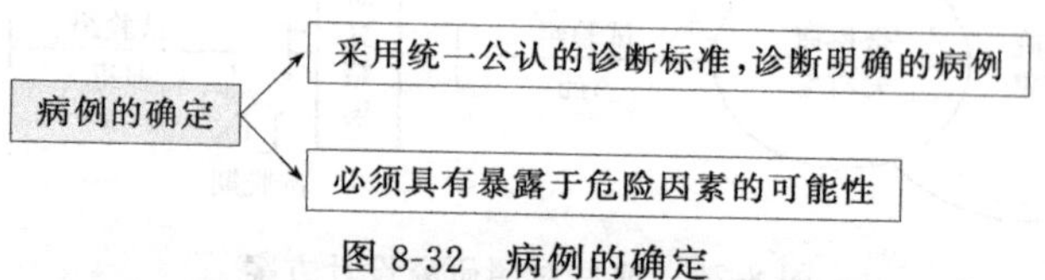

图 8-32　病例的确定

2）病例的类型（图 8-33）

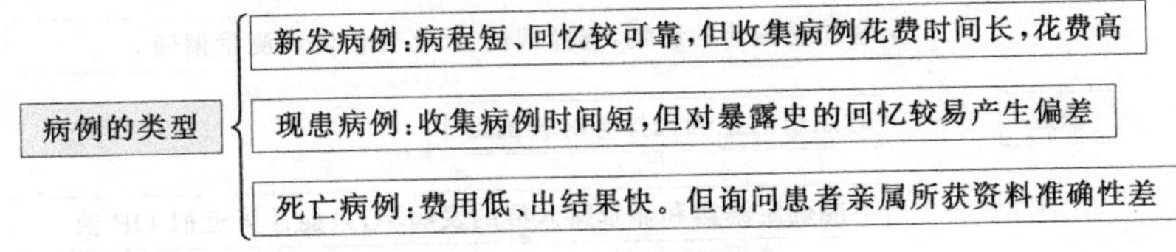

图 8-33　病例的类型

3）病例的来源：医院和社区。

（2）对照组的选择

1）对照的确定：产生病例人群中全体非患该病人群的一个随机样本。

2）对照的形式用已知的混杂因素为匹配变量，可采用 1∶1 或 1∶2 等，最多不超过 1∶4。

3）选择对照的注意事项（图 8-34）

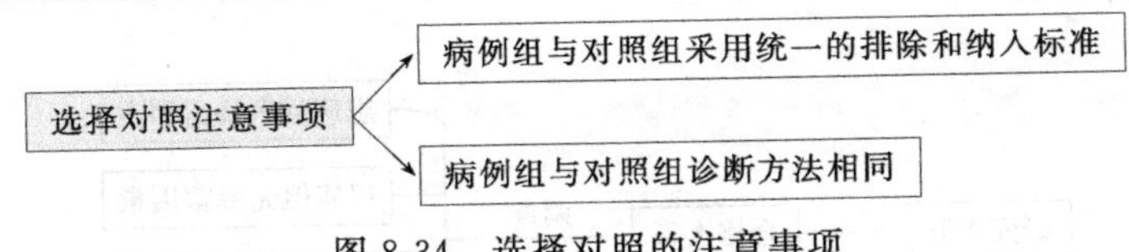

图 8-34　选择对照的注意事项

4）对照的来源（图 8-35）

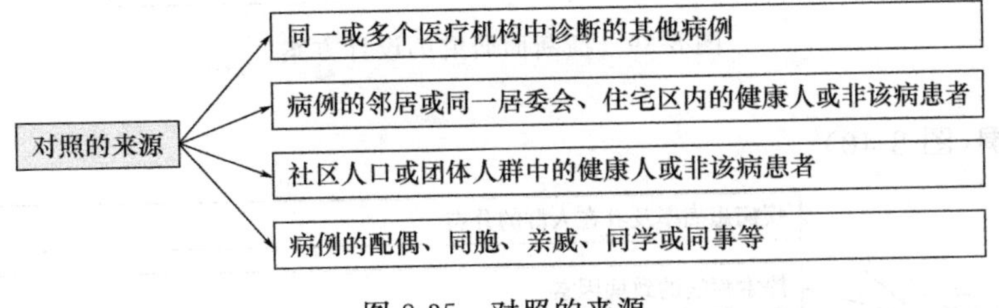

图 8-35　对照的来源

（二）应用范围（图 8-36）

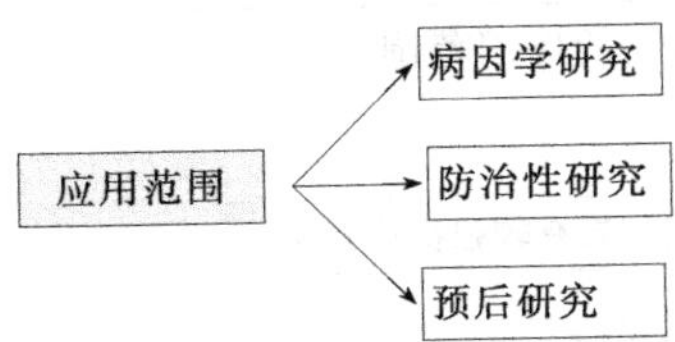

图 8-36　病例-对照研究的应用范围

（三）优缺点

1. 优点（图 8-37）

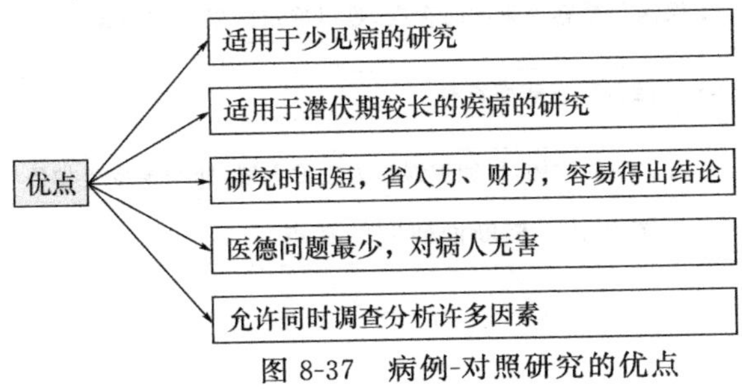

图 8-37　病例-对照研究的优点

2. 缺点(图 8-38)

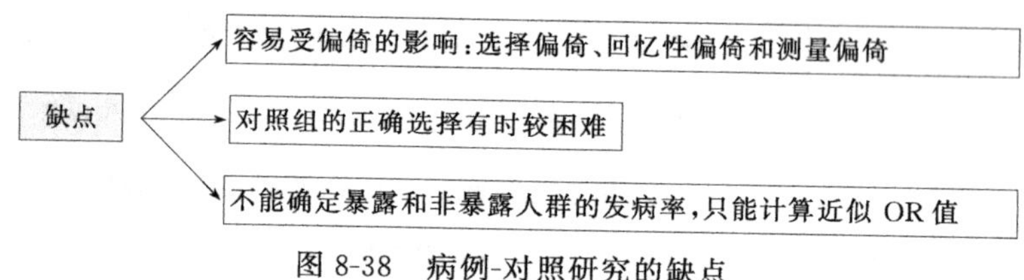

图 8-38　病例-对照研究的缺点

六、横断面研究

横断面研究是指在某个时点或较短时间内调查和收集一个特定人群中疾病和健康状况,及其与一些因素的相关关系,可以得到疾病的患病率,又称为现况研究或患病率调查。

(一) 设计方案(图 8-39)

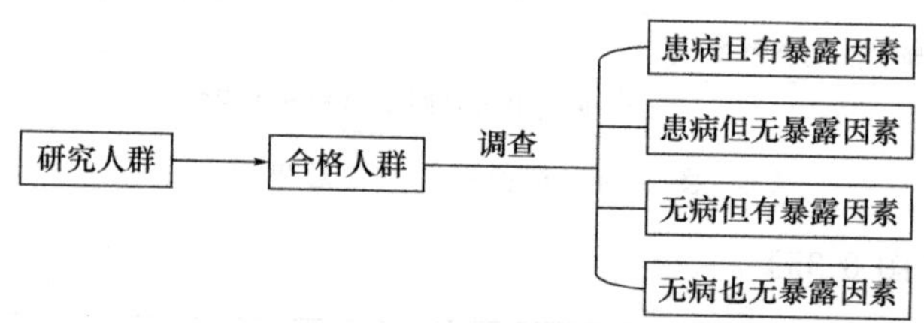

图 8-39　横断面研究的设计方案

(二) 应用范围(图 8-40)

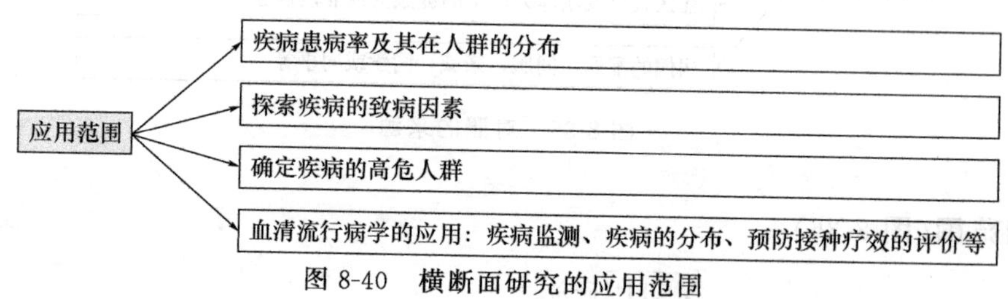

图 8-40　横断面研究的应用范围

(三) 优缺点(图 8-41,图 8-42)

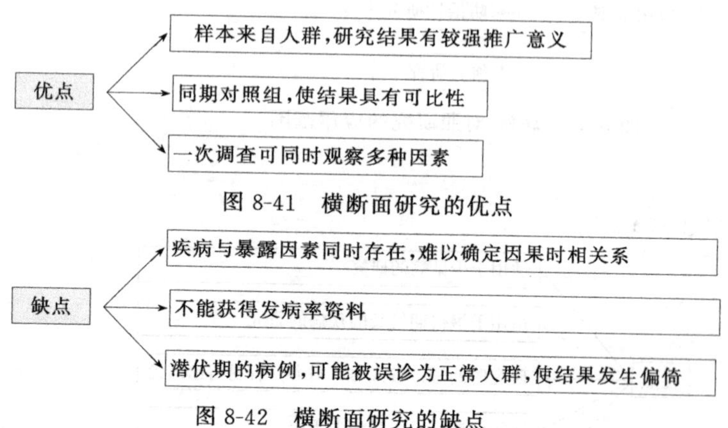

图 8-41　横断面研究的优点

图 8-42　横断面研究的缺点

七、临床科研设计方案的决策（表 8-3）

表 8-3　临床科研设计方案的决策

应用范围	叙述性研究	横断面研究	病例-对照研究	队列研究	临床试验
疾病普查和抽样调查	+	++			
病因研究	+	+	++	++	+
诊断研究	+	++			
防治研究	+	+	+	+	++
预后研究	+	+	++	++	+

第四节　常用实验设计的类型

一、完全随机化分组设计

完全随机化分组设计是一种考察单因素两水平或多水平设计方案，它将同质的观察对象不加任何条件限制，随机分配到各处理水平组。

（一）设计方案（图 8-43）

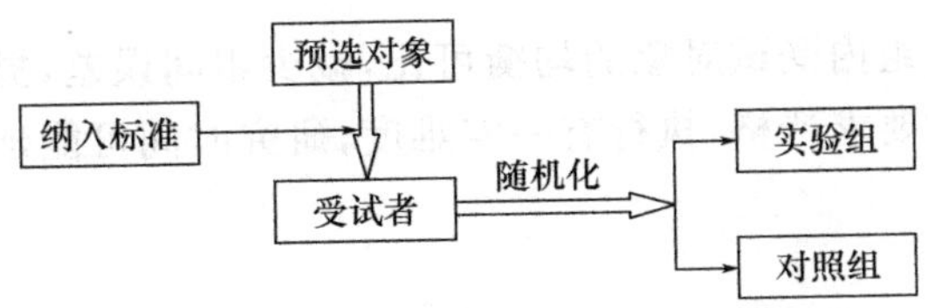

图 8-43　完全随机化分组设计方案示意图

（二）优缺点（图 8-44，图 8-45）

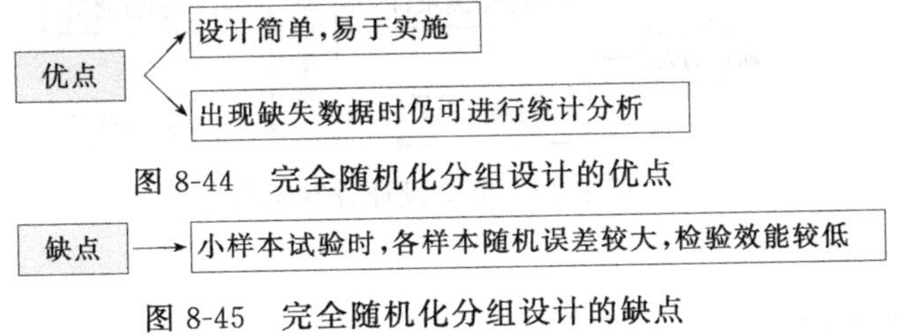

图 8-44　完全随机化分组设计的优点

图 8-45　完全随机化分组设计的缺点

二、分层随机分组设计

（一）设计方案（图 8-46）

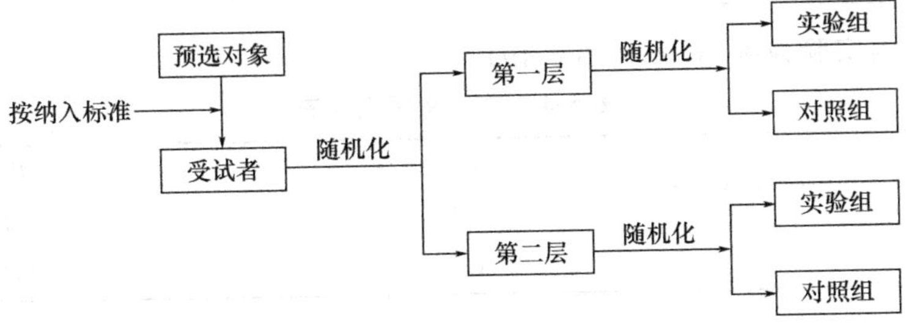

图 8-46　分层随机设计方案示意图

（二）优缺点

1. 优点 在同一层内实验组与对照组的非处理因素达到均衡，检验效能较高。

2. 缺点 若分层过多，则增加样本含量，加大实验难度，不易于实施。

三、随机区组设计

（一）设计方案（图 8-47）

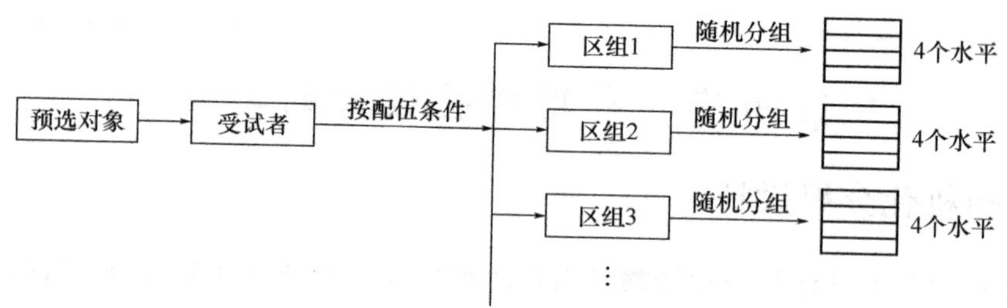

图 8-47 随机区组设计方案示意图

（二）优缺点

1. 优点 保证了各组内受试对象的均衡可比，减少组间误差，提高检验效能。

2. 缺点 由于区组要求严格，执行有一定难度，研究时间可能延长。

四、交叉设计

（一）设计方案（图 8-48）

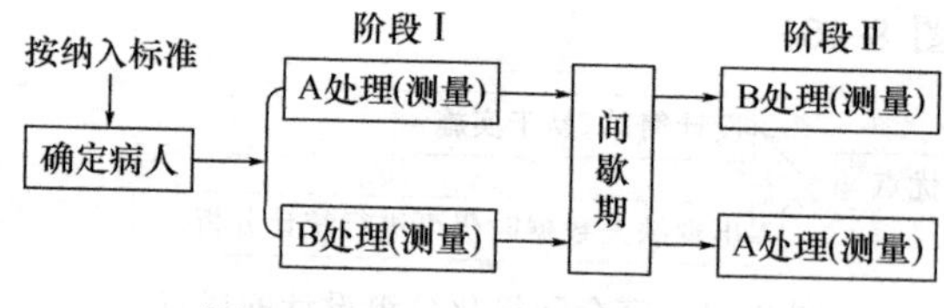

图 8-48 交叉设计方案示意图

（二）优缺点

见图 8-21，图 8-22。

五、析因实验设计

（一）析因设计的基本模式

以 2×2 析因实验为例（表 8-4，图 8-49）：

表 8-4 2×2 析因设计表

	B_1	B_2
A_1	A_1B_1	A_1B_2
A_2	A_2B_1	A_2B_2

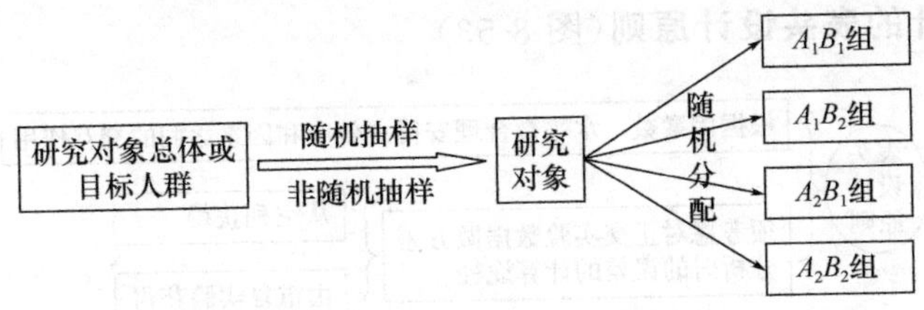

图 8-49　2×2 析因设计示意图

(二) 析因设计的特点(图 8-50)

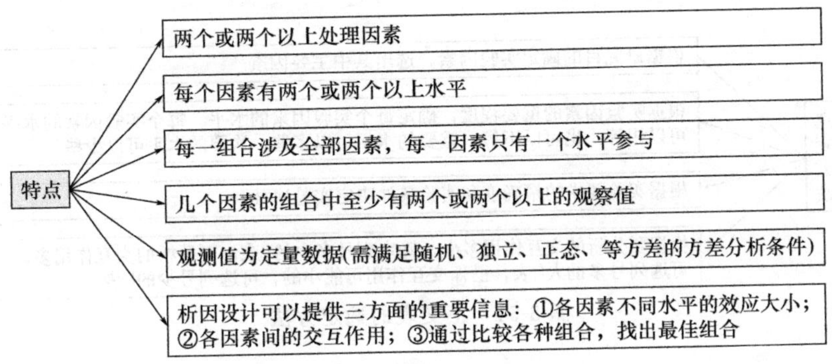

图 8-50　析因设计的特点

(三) 优缺点(表 8-5)

表 8-5　析因设计的优缺点

优点	缺点
效率高，一次实验可解决多个因素的问题，多个处理组均可采用一个对照，节省受试对象	统计分析较复杂，因素多，有交互作用，当交互作用有意义时，主效应间的比较可能被交互作用掩盖
可分析多个因素之间的交互作用，可选择最优化的处理组合	当因素过多，水平过细时，实验规模太大，结果复杂，难以解释

(四) 注意事项(图 8-51)

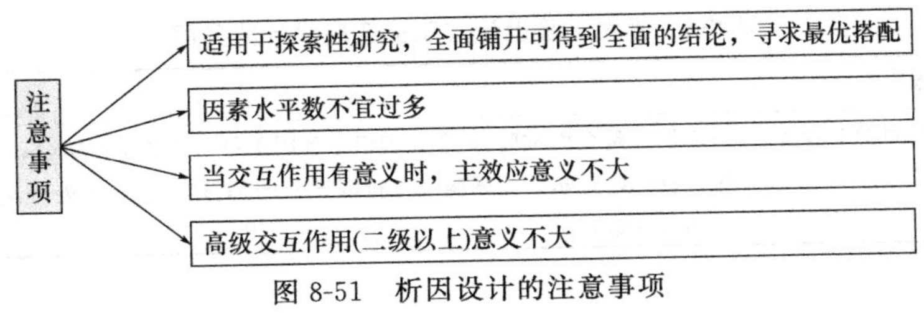

图 8-51　析因设计的注意事项

六、正交实验设计

(一) 正交实验设计的优点(图 8-52)

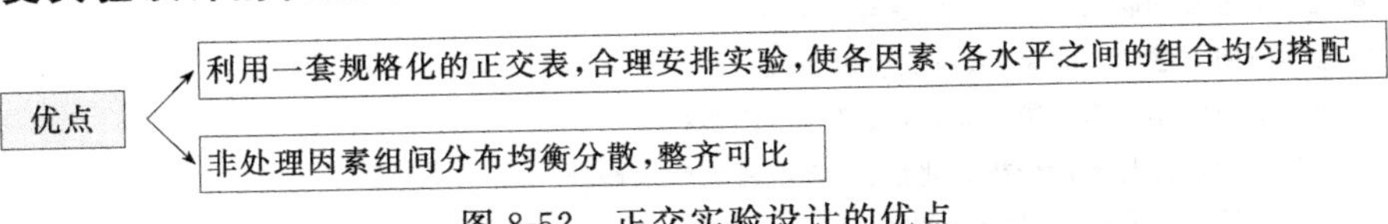

图 8-52　正交实验设计的优点

(二)正交实验设计的表头设计原则(图 8-53)

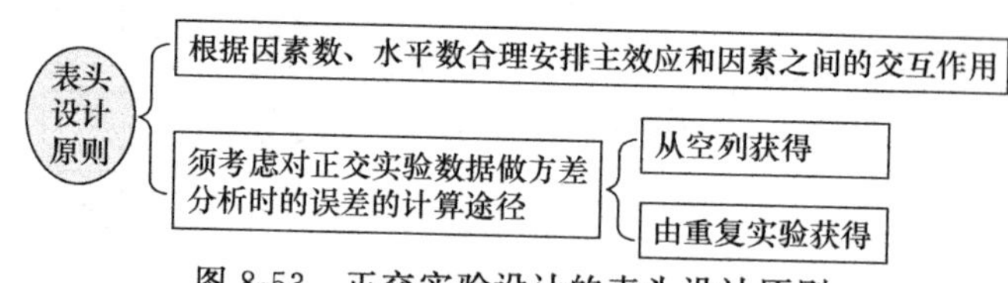

图 8-53 正交实验设计的表头设计原则

(三)正交表的选定方法(图 8-54)

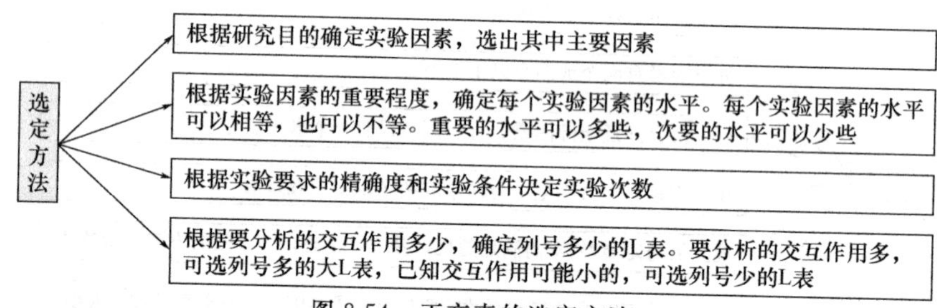

图 8-54 正交表的选定方法

(四)正交试验设计的特点(图 8-55)

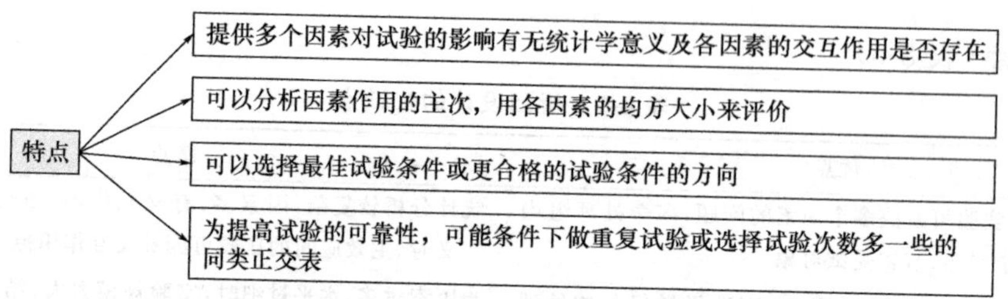

图 8-55 正交试验设计的特点

(五)析因实验设计与正交实验设计的异同(表 8-6)

表 8-6 析因实验设计与正交实验设计的异同

相同点	异同点
均为多因素设计,均可分析交互作用	析因设计是全面试验,n 个处理组是各因素各水平的全面组合; 正交设计则是非全面试验或称析因试验的部分实施,n 个处理组是各因素各水平的部分组合

(张 茜 王 岩 曹明芹)

参考文献

李静 . 2004. 随机分配方案的隐藏 . 中国循证医学,4(10):714~715
梁万年 . 2002. 医学科研方法学 . 北京:人民卫生出版社
王家良 . 2008. 临床流行病学 . 第 3 版 . 北京:人民卫生出版社
王仁安 . 2000. 医学实验设计与统计分析 . 北京:北京医科大学出版社
余松林 . 2002. 医学统计学 . 北京:人民卫生出版社

第九章　临床科研统计方法的选择及注意事项

第一节　数据的类型

一、数据类型(表 9-1)

表 9-1　数据类型

数据类型	变量值表现	举例
定量资料	数值的大小	血压(kPa)、脉搏(次/分)、身高(cm)
定性资料	不相容的类别	
无序分类：二项	对立的两类	性别：男性、女性
多项	不相容的多类	血型：A、B、AB、O
有序分类(等级)	类间有程度差别	疗效：治愈、显效、好转、无效

二、数据类型间的转换

定量资料可以根据需要或一定的标准分成两个或数个等级而变成定性或等级资料。数据类型间转换注意事项见图 9-1。

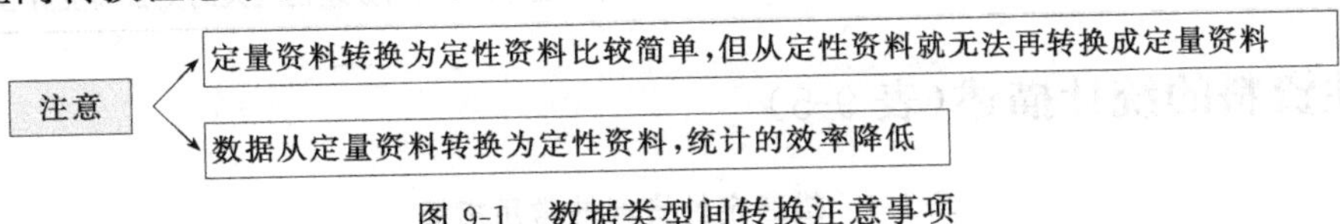

图 9-1　数据类型间转换注意事项

三、数据的记录

每个受试者应记录以下三方面的数据(表 9-2，表 9-3)。

表 9-2　数据记录内容

名称	举例
处理因素	如处理组记作 A，对照组记作 B；或规定编码，处理组记作 1，对照组记作 2。例如在表 9-3 中，处理因素为治疗方法(中药＝1，西药＝2，对照＝3)
因变量	例如表 9-3 中，因变量为舒张压、收缩压、心电图(正常＝0，异常＝1)和疗效判定(无效＝1，有效＝2，显效＝3)
协变量	通常为受试者进入试验时的初始状况，如年龄、性别、病情等。例如表 9-3 中，协变量为年龄、性别(男＝1，女＝2)

表 9-3　临床试验数据类型举例

患者编号	年龄(岁)	性别	舒张压(kPa)	收缩压(kPa)	心电图	疗效判定	治疗方法
1	37	1	11.47	18.67	0	3	1
2	45	2	12.35	20.00	0	2	3
3	43	1	10.39	17.33	0	2	2
4	59	2	14.67	22.67	1	1	3
⋮	⋮	⋮	⋮	⋮	⋮	⋮	⋮
100	54	2	11.73	16.80	0	2	2

第二节　数据的统计描述

一、定量资料的统计描述(表 9-4)

表 9-4　描述定量资料的常用指标

特征	指标名称	适用的资料
集中趋势	均数($\bar{x}$)	正态分布或近似正态分布
	中位数(M)	偏态分布、分布未知、一端或两端无界的资料
	几何均数(G)	对数正态分布，等比资料
离散趋势	标准差(s)	正态分布或近似正态分布
	四分位数间距($Q_U - Q_L$)	偏态分布、分布未知、一端或两端无界的资料
	极差(R)	观察例数相近的数值变量
	变异系数(CV)	量纲不同的变量间，或均数差别较大的变量间变异程度比较

二、定性资料的统计描述(表 9-5)

表 9-5　描述定性资料的常用指标

指标	计算公式	意义
率	$率=\frac{某现象实际发生的例数}{可能发生某现象的总数}\times 比例基数$	描述事件发生的强度和频率
构成比	$构成比=\frac{某一组成部分的观察单位数}{同一事物各组成部分的观察单位总数}\times 100\%$	事物内部各组成部分所占的比重
相对比	$相对比=\frac{甲指标}{乙指标}\times 100\%$	A 指标为 B 指标的若干倍或百分之几

第三节　数据的统计推断

一、定量资料的假设检验(表 9-6)

表 9-6　常用定量资料假设检验方法

比较目的	应用条件	统计方法
样本均数与总体均数的比较	例数(n)较大，(任意分布)(例如，大于 100)	Z 检验
	例数(n)较小，样本来自正态分布	t 检验

续表

比较目的	应用条件	统计方法
两样本均数的比较(完全随机设计)	例数(n)较大,(任意分布)(例如,大于100)	Z 检验或 t 检验
	例数(n)较小,来自正态分布且方差齐	完全随机设计的 t 检验或方差分析
	例数(n)较小且非正态分布或方差不齐	完全随机设计的秩和检验或完全随机设计的 t' 检验
配对资料两样本均数的比较(配对设计)	例数(n)较大,(任意分布)(例如,大于100)	配对设计的 Z 检验
	例数(n)较小,差值来自正态分布	配对设计的 t 检验
	例数(n)较小,差值为非正态分布	配对设计的秩和检验
多组均数的比较(完全随机设计)	各组来自正态分布且方差齐	完全随机设计的方差分析
	各组为非正态分布或方差不齐	完全随机设计的秩和检验
配伍资料多个样本均数的比较(配伍设计)	各组来自正态分布且方差齐	配伍设计的方差分析
	各组为非正态分布或方差不齐	配伍设计的秩和检验

二、无序分类定性资料的假设检验(表 9-7)

表 9-7　常用无序分类定性资料假设检验方法

比较目的	应用条件	统计方法
样本率与总体率比较	n 较小时	二项分布直接计算概率法
	$np>5$ 且 $n(1-p)>5$	正态近似法(Z 检验)
两个率的比较(完全随机设计)	$n\geqslant 40$ 且 $T\geqslant 5$	四格表资料的 χ^2 检验
	$n\geqslant 40$ 且 $1\leqslant T<5$	四格表资料的 χ^2 检验的校正公式
	$n<40$ 或 $T<1$	确切概率法
配对四格表比较(配对设计)	$b+c\geqslant 40$	配对四个表资料的 χ^2 检验
	$b+c<40$	配对四个表资料的 χ^2 检验的校正公式
多个率或构成比资料的比较(完全随机设计)	$T\geqslant 5$ 或者 $1\leqslant T<5$ 的格子数不超过总格子数的 1/5	行×列表资料的 χ^2 检验
	$T<1$ 或 $1\leqslant T<5$ 的格子数超过总格子数的 1/5	确切概率法

注:n 为例数;T 为列联表中各格子的理论数;p 为样本率

三、等级资料的假设检验(表 9-8)

表 9-8　常用等级资料假设检验方法

比较目的	统计方法
两组比较(完全随机设计)	两组比较的秩和检验(Wilcoxon)
多组比较(完全随机设计)	多组比较的秩和检验(Kruskal-Wallis)(H-检验)
配对设计	符号秩和检验
多组比较(配伍设计)	配伍设计的秩和检验

第四节 相关性分析

一、不同的相关分析方法比较(表 9-9)

表 9-9 相关分析方法比较

自变量	因变量	方法
一个	一个	简单相关
多个	一个	多重(复)相关
一个	一个(扣除其他变量影响)	部分(偏)相关
多个	多个	典型相关

二、简单相关

(一) 简单相关分析方法(表 9-10)

表 9-10 简单相关分析方法介绍

资料类型	方法
定量资料	双变量正态资料:直线相关(Pearson 积差相关) 任一变量不服从正态:等级相关(Spearman 等级相关)
无序分类定性资料	首先根据列联表进行独立性的 χ^2 检验,当 $P \leqslant 0.05$,不同属性间存在关联性,然后计算 Pearson 列联系数
等级资料	等级相关

(二) 相关系数 *r* 的特点(图 9-2)

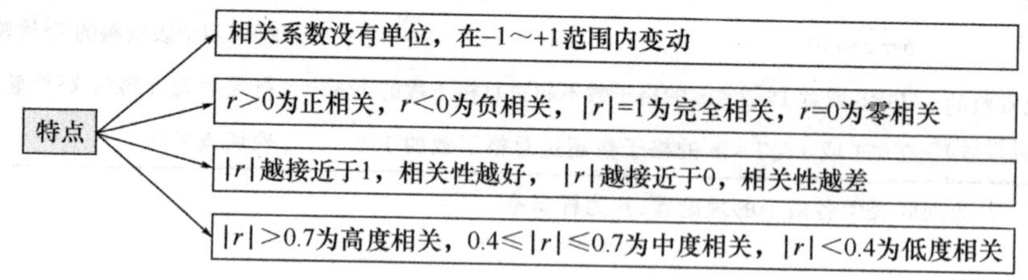

图 9-2 相关系数 *r* 的特点

三、其他相关分析方法(表 9-11)

表 9-11 其他相关分析方法介绍

名称	方法
偏相关	当有多个变量存在时,其中两个变量同时与第三个变量相关时,将第三个变量的影响剔除,只分析这两个变量之间相关程度的过程。即为了研究任何两个变量之间的关系,而使与这两个变量有联系的其他变量都保持不变,计算这两个变量的相关性
典型相关	借用主成分分析降维的思想,分别对两组变量提取主成分,且使从两组变量提取的主成分之间的相关程度达到最大,而从同一组内部提取的各主成分之间互不相关

第五节　回归分析

一、不同的回归分析方法比较(表 9-12)

表 9-12　不同的回归分析方法比较

自变量	因变量	关系	方法
一个	一个	数量	简单回归
多个	一个	数量	多重回归

二、多重回归(表 9-13)

表 9-13　多重线性回归、Logistic 回归及 Cox 回归分析方法比较

	多重线性回归	Logistic 回归	Cox 回归
数据类型	Y:定量变量	Y:分类变量	Y:二分类变量＋生存时间
	X 可以为定量变量、分类变量或等级变量		
变量筛选	前进法;后退法;逐步法		
参数估计	最小二乘法	最大似然法	最大似然法
参数检验	F 检验 t 检验	似然比检验(G) Wald 检验(S) Score 检验	似然比检验 Wald 检验 Score 检验
参数解释	回归系数 b	优势比 OR	RR
样本含量	至少为变量数的 10 倍	至少为变量数的 20 倍	非截尾数据至少为变量数的 10 倍
应用	因素分析 预测预报 Y	因素分析 预测、判别 $P(Y=1)$	因素分析 生存预测 $S(t)$

(一) 多重线性回归

1. 数据格式(表 9-14)

表 9-14　18 名胎儿孕龄、超声波测试结果与出生体重

编号	孕龄(天)X_1	头径(mm)X_2	胸径(mm)X_3	腹径(mm)X_4	股骨长(mm)X_5	出生体重(g)Y
1	289	101	109	107	73	3900
2	282	86	84	83	69	2500
3	270	102	101	100	66	3400
4	284	98	96	92	74	3200
⋮	⋮	⋮	⋮	⋮	⋮	⋮
18	276	106	103	103	74	3650

2. 评价指标(表 9-15)

表 9-15　评价多重线性回归模型优劣的指标

评价指标	符号	定义	意义
决定系数	R^2	反映线性回归模型能在多大程度上解释因变量 Y 的变异性	$0\leqslant R^2\leqslant 1$,$R^2$ 接近于 1,表示样本数据很好的拟合了所选用的线性回归模型

续表

评价指标	符号	定义	意义
复相关系数	R	表示变量 Y 与 k 个自变量($X_1,X_2,\cdots,X_k$)的线性相关的密切程度	$0\leqslant R\leqslant 1$,其值越大越好。R 只反映因变量与自变量间的关系,而不反映相关的方向。特点是:当方程中变量增加时,复相关系数总是增加的,即使增加的变量无统计学意义
调整的 R^2	R_a^2	反映模型的拟合优度	它增加了对方程中自变量数的"惩罚"。当有统计学意义的变量进入方程,可使调整的 R^2 增加,而当无统计学意义的变量添加到方程时,调整的 R^2 反而减少
偏回归平方和	$SS_{回}(X_j)$	在其他自变量存在于回归方程中的条件下,考察某一自变量 X_j 对因变量 Y 的回归效应	其值愈大说明相应的自变量愈重要
剩余标准差	$S_{y,x1,x2\cdots xp}$	反映了回归方程的精度	其值越小说明回归效果越好。当有统计学意义的变量进入方程,可使其减少,而当无统计学意义的变量添加到方程时,其值反而增加
标准化回归系数	b'_i	其没有单位,可以直接用来比较各个自变量 X_j 对 Y 的影响强度	在有统计学意义的前提下,其绝对值愈大说明相应自变量对 Y 的作用愈大

3. 参数的解释 b_j 为自变量 X_j 的偏回归系数,表示当方程中其他自变量保持常量时,自变量 X_j 变化一个计量单位,因变量 Y 的平均值变化的单位数。

4. 应用的注意事项(图 9-3)

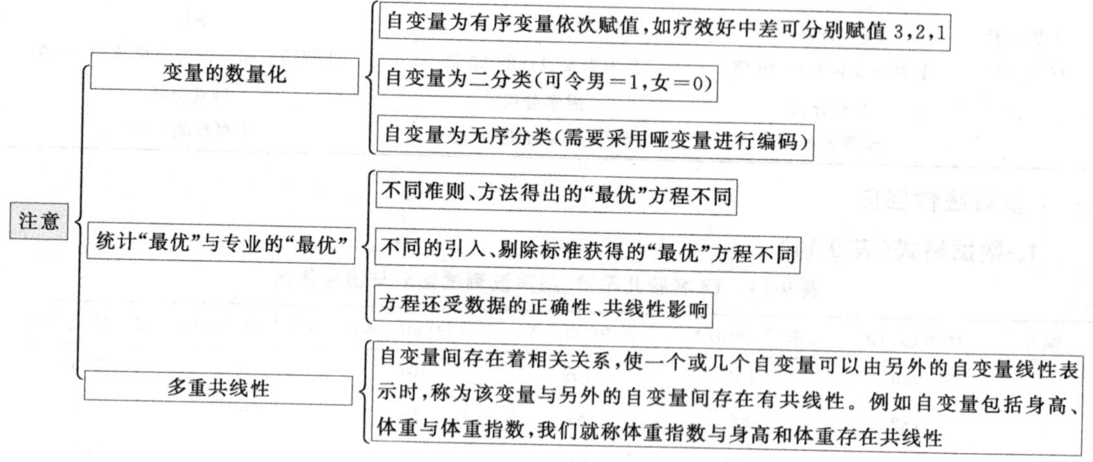

图 9-3 多重线性回归应用注意事项

(二) Logistic 回归

1. 数据格式(表 9-16)

表 9-16 糖尿病与年龄等因素的关系研究的数据

编号	糖尿病(Y)	内源性儿茶酚胺(X_1)	年龄(X_2)	心电图(X_3)	冠心病(X_4)
1	1	1	0	0	1
2	0	1	0	0	0
3	0	1	0	0	0
⋮	⋮	⋮	⋮	⋮	⋮
609	0	0	1	1	0

2. 分类(图 9-4)

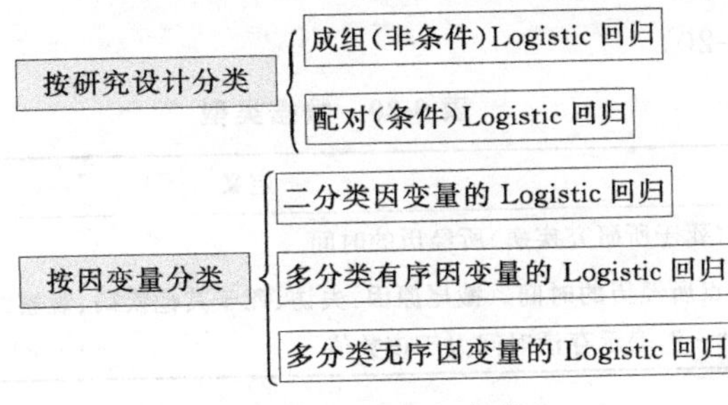

图 9-4　Logistic 回归分类

3. 参数的解释(表 9-17)

表 9-17　参数的解释

回归系数	*OR*	解释
正值	*OR* 大于 1	该因素是危险因素
负值	*OR* 小于 1	该因素是保护因素

4. 分析结果的表达

(1) 因素的数量化表(表 9-18)

表 9-18　冠心病相关因素数量化表

因素	变量名	数量值
内源性儿茶酚胺	X_1	低水平=0,高水平=1
年龄	X_2	<55 岁=0,≥55 岁=1
心电图	X_3	正常=0,异常=1
冠心病	Y	未发病=0,发病=1

(2) 回归系数估计、假设检验及 *OR* 值(表 9-19)

表 9-19　进入方程中的自变量及有关参数的估计值

选入变量	回归系数 b	标准误 s_b	Wald χ^2	P 值	$O\hat{R}$	*OR*95%置信区间	
						下限	上限
常数项	−3.3725	0.2588	−13.0326	0.0000			
X_1	0.6590	0.3188	2.0672	0.0387	1.9328	1.0348	3.6101
X_2	2.0550	0.2621	7.8393	0.0000	7.8072	4.6704	13.0509
X_3	1.8785	0.2430	7.7292	0.0000	6.5440	4.0640	10.5372

5. Logistic 回归应用的注意事项(图 9-5)

注意

- 分类自变量的哑变量编码:为了便于解释,对二项分类变量一般按 0、1 编码,一般以 0 表示阴性或较轻情况,而 1 表示阳性或较严重情况
- 自变量的筛选:不同的筛选方法有时会产生不同的模型。实际工作中可同时采用这些方法,然后根据专业的可解释性、模型的节约性和资料采集的方便性等,最终选出"最佳"模型。通常"最佳"模型不是一次计算就可以确定的,往往是要对变量不断调整,才能最终确定
- 交互作用:交互作用的分析十分复杂,应根据临床意义与实际情况酌情使用

图 9-5　Logistic 回归应用注意事项

（三）比例风险模型——Cox 回归

1. 数据类型（表 9-20）

表 9-20 数据类型

类型	定义
完全数据	从起点至死亡（死于所研究疾病）所经历的时间
截尾数据	从起点至截尾点所经历的时间。截尾原因：失访、死于其他疾病、观察结束时患者尚存活等。常在失值右上角记加号“＋”，表示存活时间大于该数值

2. 数据格式（表 9-21）

表 9-21 30 名大肠癌患者手术后生存资料

编号	性别	年龄	确诊到进行手术治疗的时间（月）	随访结局	随访结局赋值	生存时间（天）
1	0	45	21	死亡	1	23
2	0	50	16	死于其他	0	21^{+}
3	0	36	15	失访	0	13^{+}
⋮	⋮	⋮	⋮	⋮	⋮	⋮
30	1	60	9	存活	0	51^{+}

3. 参数解释（表 9-22）

表 9-22 参数的解释

回归系数	*RR*	解释
正值	*RR* 大于 1	变量 *X* 增加时，危险率增加，即 *X* 是危险因素
负值	*RR* 小于 1	变量 *X* 增加时，危险率下降，即 *X* 是保护因素
等于零	*RR* 等于 1	变量 *X* 增加时，危险率不变，即 *X* 是危险无关因素

4. 分析结果的表达（表 9-23，表 9-24）

表 9-23 大肠癌患者手术后生存资料单因素 Cox 回归分析结果

变量	*b*	*SE*(*b*)	Wald χ^2	*P*	－2ln(L)	*RR*	*RR*95%置信区间	
							下限	上限
性别	－0.23572	0.38817	0.3688	0.5437	142.379	0.790	0.369	1.691
年龄	0.25486	0.05843	19.0238	0.0001	115.383	1.290	1.151	1.447
确诊到进行手术治疗的时间	0.47490	0.09312	26.0074	0.0001	99.670	1.608	1.340	1.930

表 9-24 大肠癌患者手术后生存资料多因素 Cox 逐步回归分析结果

变量	*b*	*SE*(*b*)	Wald χ^2	*P*	*RR*	*RR*95%置信区间	
						下限	上限
年龄	0.23387	0.06830	11.7254	0.0006	1.263	1.105	1.444
确诊到进行手术治疗的时间	0.44460	0.09907	20.1384	0.0001	1.560	1.285	1.894

第六节 其他多元统计分析方法

一、判别分析

(一) 分类(表 9-25)

表 9-25 判别分析分类

依据	分类
经典分类	Fisher 判别和 Bayes 判别
按资料类型分类	定量资料判别分析和定性资料判别分析
按方法名分类	Fisher 判别、最大似然判别法、Bayes 公式判别法、Bayes 判别、逐步判别

(二) 判别分析的一般步骤(图 9-6)

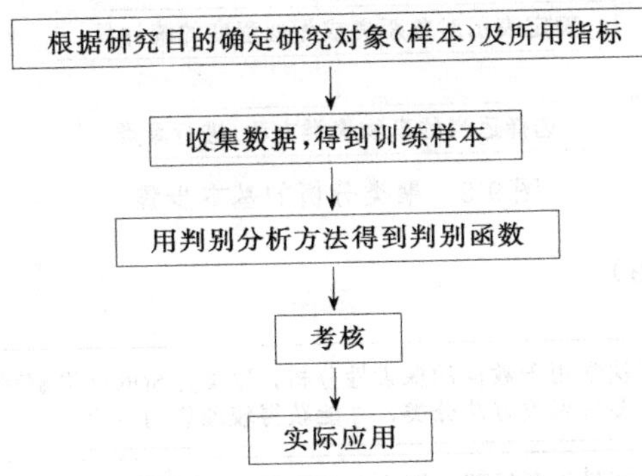

图 9-6 判别分析的一般步骤

(三) 判别分析应用注意事项(图 9-7)

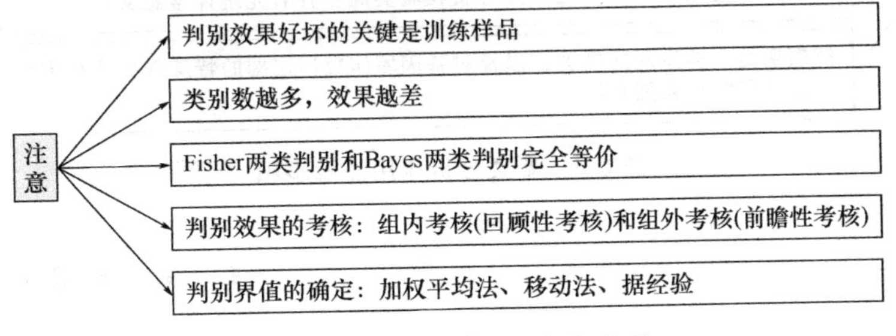

图 9-7 判别分析应用注意事项

二、聚类分析

(一) 聚类分析与判别分析的区别(表 9-26)

表 9-26 聚类分析与判别分析的区别

名称	特点
聚类分析	无“师”可循,对群体聚类
判别分析	有“师”可循,对个体聚类

(二) 聚类分析的类型(表 9-27)

表 9-27 聚类分析类型

名称	定义
R 型聚类	又称指标聚类,是指将 m 个指标归类的方法,其目的是将指标降维从而选择有代表性的指标
Q 型聚类	又称样品聚类,是指将 n 个样品归类的方法,其目的是找出样品间的共性

(三) 聚类分析的基本步骤(图 9-8)

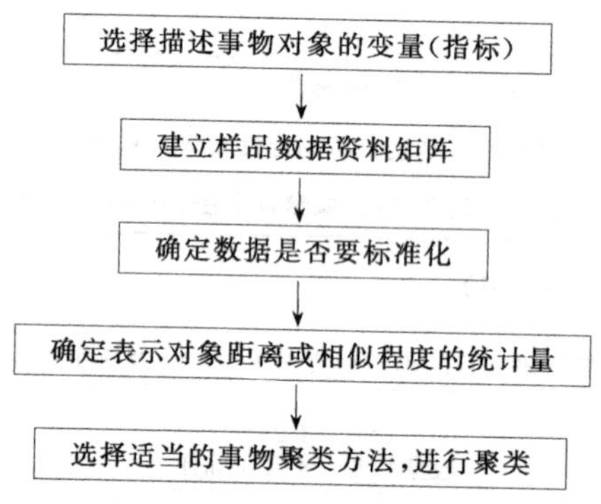

图 9-8 聚类分析的基本步骤

(四) 应用注意事项(图 9-9)

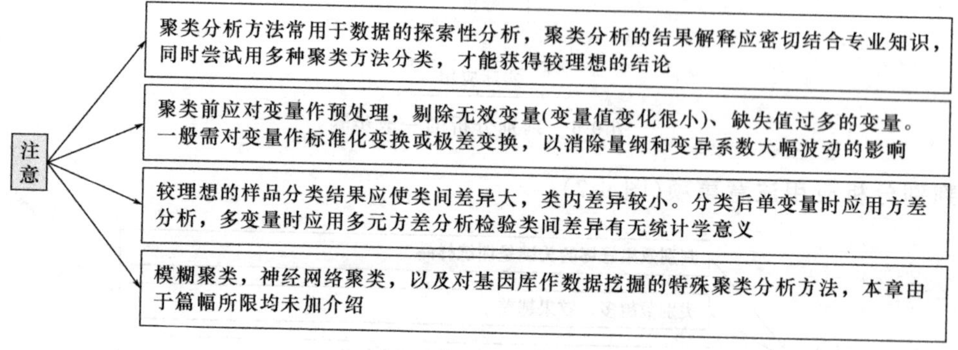

图 9-9 聚类分析应用注意事项

(王 岩 曹明芹 张 茜)

参 考 文 献

黄志勇 . 2003. 中国医学百科全书 · 医学统计学 . 第 3 版 . 成都:四川大学华西公共卫生学院卫生统计学教研室研制

梁万年 . 2003. 医学科研方法学 . 北京:人民卫生出版社

王家良 . 2009. 临床流行病学-临床科研设计、测量与评价 . 第 3 版 . 上海:上海科学技术出版社

第十章　临床科研常见的偏倚与防控措施

第一节　研究结果的真实性和可靠性

一、真实性(准确度)

(一) 概念(图 10-1)

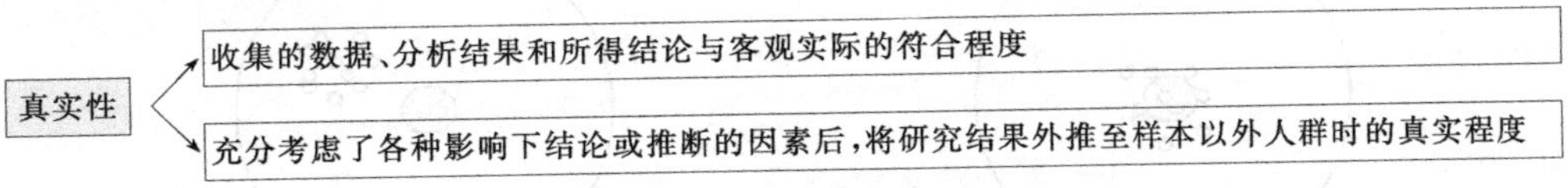

真实性
收集的数据、分析结果和所得结论与客观实际的符合程度
充分考虑了各种影响下结论或推断的因素后，将研究结果外推至样本以外人群时的真实程度

图 10-1　真实性的概念

(二) 分类

1. 真实性的分类(表 10-1)

表 10-1　真实性的分类

	内部真实性	外部真实性
定义	研究结果与实际研究对象真实情况的符合程度。它回答一个研究本身是否真实或有效	研究结果与推论对象真实情况的符合程度，外部真实性又称为普遍性。它回答一个研究能否推广应用到研究对象以外的人群
改善措施	限制研究对象的类型和研究的环境条件	增加研究对象的异质性，使得研究对象的代表性范围扩大

2. 内部真实性与外部真实性(图 10-2)

总体(源人群)
样本
抽样
内部真实性
样本
选择偏倚
测量偏移
混杂偏倚
机遇
研究所得结论
外部真实性
??
(外推至样本所属总体或其他地区的人群)

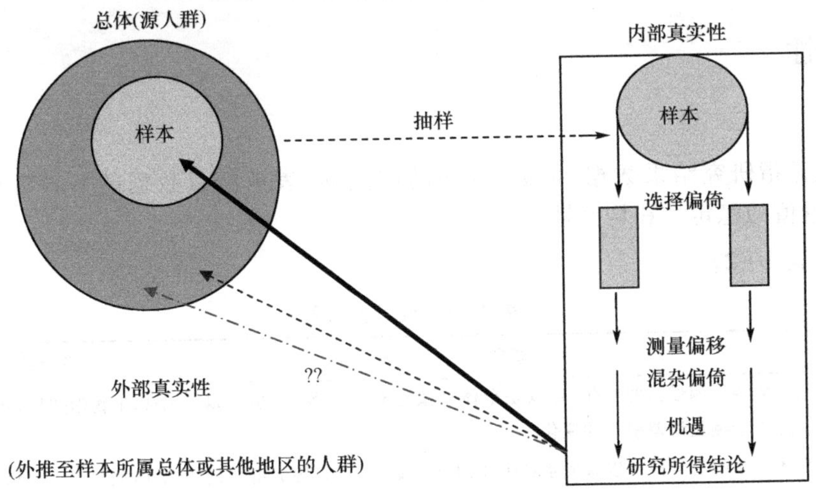

图 10-2　内部真实性与外部真实性

二、可靠性(精确度)

(一) 概念(图 10-3)

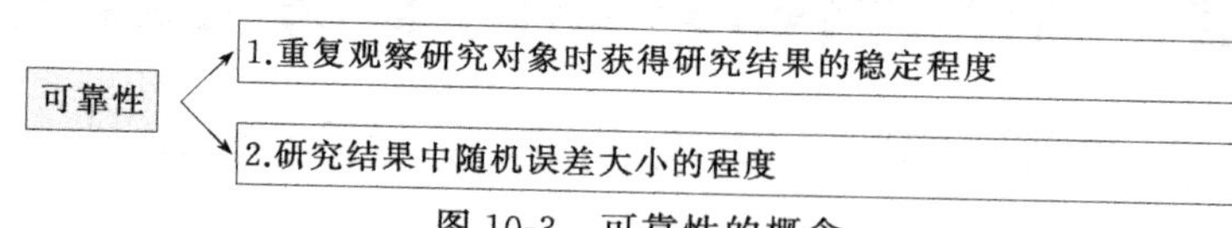

图 10-3 可靠性的概念

(二) 真实性与可靠性的关系(图 10-4)

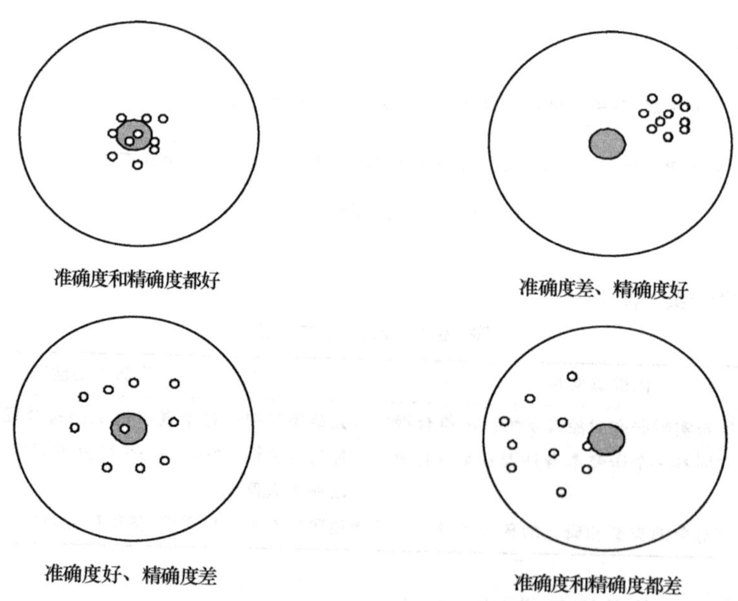

图 10-4 真实性与可靠性关系示意图

三、变异性

(一) 概念

变异性是指研究结果数据(指标)的变动或波动,表示测量数据的差异程度和离散程度,反映变量值的稳定性和均衡性。

(二) 分类(表 10-2)

表 10-2 变异性分类

变异水平	概念	变异的来源
个体水平	某个体特征测量值的变化,可以是个体真值随时间的改变,也可以是由于测量误差引起的变化	个体生物学变异,测量误差
群体水平	群体水平的变异性可以看成是各个体的累计变异,因为构成群体的各个个体具有不同的遗传素质并受到不同的环境影响	个体间遗传学变异,环境变异,测量误差
样本(研究)	指通过不同样本的研究所得结果的差异性	抽样方式,样本大小,测量误差

第二节 误　差

误差是指对事物某一特征的度量值偏离真实值的部分,即测定值与真实值之差。

一、误差的分类(图 10-5)

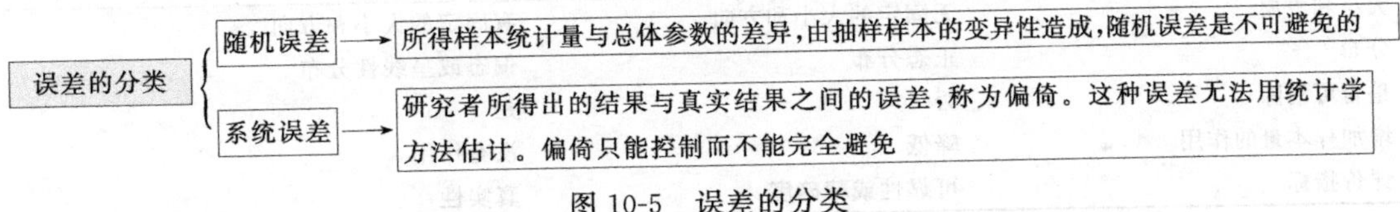

图 10-5　误差的分类

二、随机误差与系统误差的关系(图 10-6，图 10-7，表 10-3)

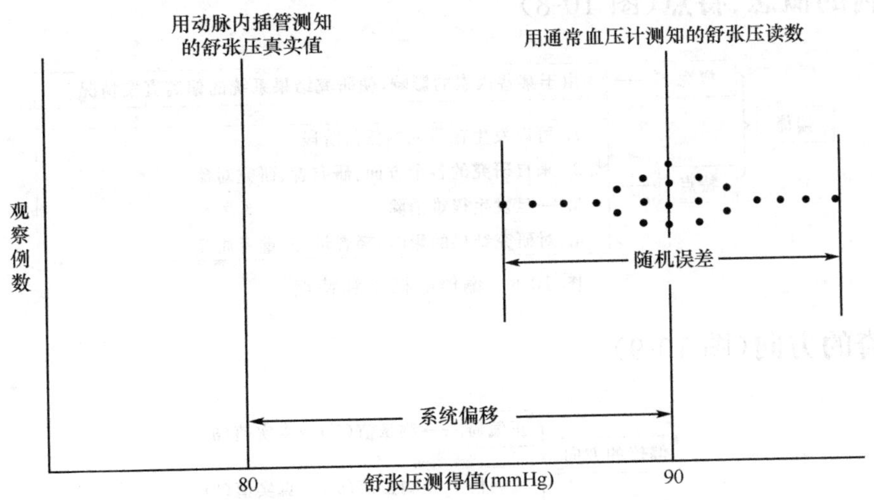

图 10-6　系统误差(偏倚)与随机误差(机遇所致)的关系(黄悦勤，2002)

(动脉内插管测得的血压真值与一般通用血压计测量的血压值的比较)

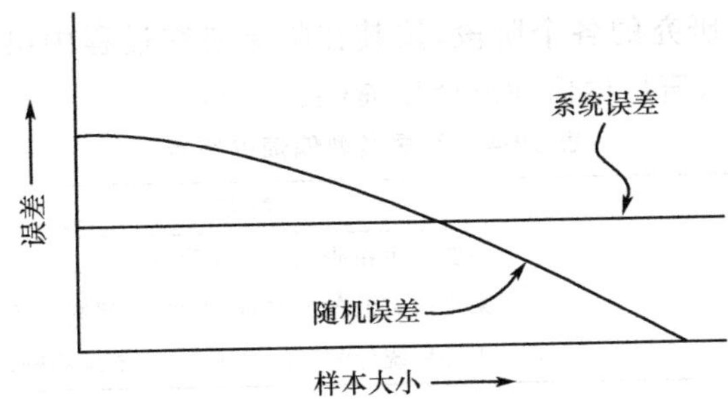

图 10-7　随机误差和系统误差与样本大小的关系(Rothman，2002)

表 10-3　随机误差与系统误差的比较

项目	随机误差	系统误差
产生原因	个体生物学变异	研究方法不同
	测量方法本身的随机变异	研究条件不同
	偶然因素	测量或观察方法不同
		测量工具不同
		人为因素

续表

项目	随机误差	系统误差
大小和方向	无固定的大小和方向	有固定的大小和方向
分布	正态分布	偏态或呈线性分布
是否可消除	否	是
增加样本量的作用	降低	没有作用
评价指标	可靠性或精确度	真实性

第三节 偏倚的概念、方向、产生的原因及分类

一、偏倚的概念、特点(图 10-8)

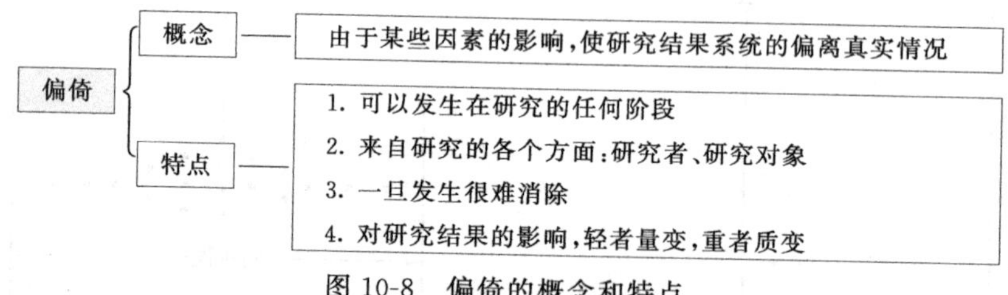

图 10-8 偏倚的概念和特点

二、偏倚的方向(图 10-9)

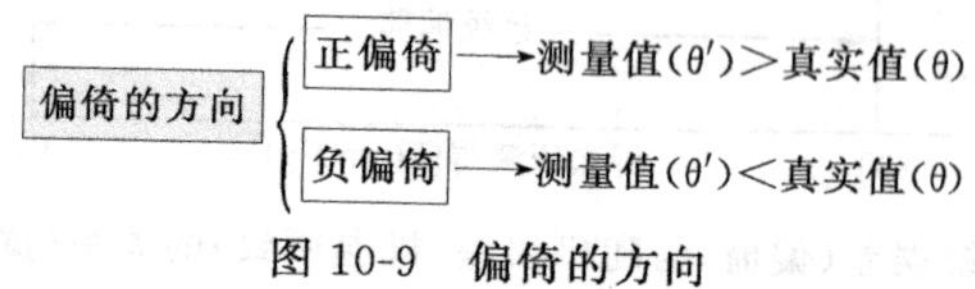

图 10-9 偏倚的方向

三、产生偏倚原因及分类

偏倚可发生在临床研究的各个阶段,按其在临床研究过程中出现的阶段,将偏倚一般分为三大类:即选择偏倚、信息偏倚和混杂偏倚(表 10-4)。

表 10-4 不同类型偏倚的特点

分类	特点
选择偏倚	主要发生在研究的设计阶段
信息偏倚	来自研究的各个方面:研究者、研究对象
混杂偏倚	无法用统计学方法处理,只能依靠周密设计和科学思维解决

第四节 选择偏倚

一、概念(图 10-10)

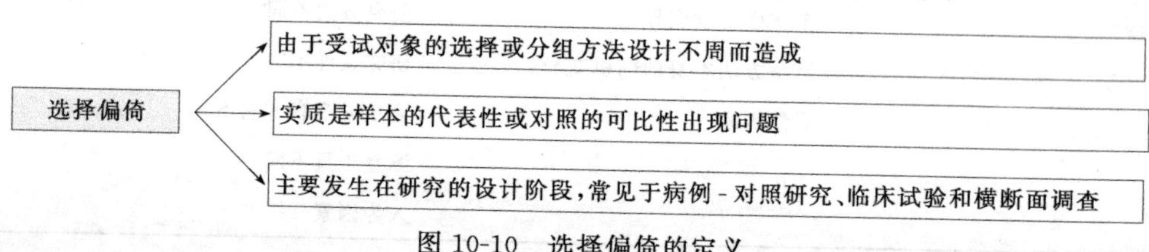

图 10-10 选择偏倚的定义

二、分类（表 10-5）

表 10-5　选择偏倚的分类

名称	定义
入院率偏倚	利用医院就诊或住院患者作为研究对象时，由于入院率不同引起
现患-新发病例偏倚	凡因现患病例与新病例的构成不同，只调查典型病例或者现患病例的暴露情况，致使调查结果出现的系统误差都属于这类偏倚
无应答偏倚	那些因各种原因不回答或不能回答所提出问题的人称为无应答者，如果无应答者超过一定的比例(10%)，将会影响研究结果的真实性，从而产生的偏倚
易感性偏倚	所研究疾病的易感性有差异，从而可能夸大或缩小了暴露因素与疾病的关联强度，导致某因素与某疾病间的虚假联系，由此而产生的偏倚
检出症候偏倚	指某因素与某病在病因学上虽无关联，但由于该因素的存在而引起该疾病症状或体征的出现，从而使患者及早就医，接受多种检查，导致该人群较高的检出率，以至得出该因素与该疾病相关联的错误结论
失访偏倚	因失访而引起的偏倚。主要发生在前瞻性队列研究和试验研究

三、控制

（一）选择偏倚控制的基本方法（表 10-6）

表 10-6　选择偏倚控制的内容

基本方法	具体内容
严格科学的设计	需要了解和掌握在选择研究对象和研究方法的过程中，是否存在选择偏倚？偏倚的原因是什么？在设计时，要周密考虑，并采取针对性的措施降低其产生的可能性，以减少或避免其产生
明确研究对象的纳入与排除标准	采用或制定明确、统一和公认的诊断标准。应尽可能选取合格的新发病例，避免来自存活者的偏倚
采取措施提高应答率、加强随访工作	尽量取得研究对象的合作，提高应答率，减少失访和退出 加强组织工作，加强对研究对象的宣传，提高依从性；建立健全随访管理制度，随访要专人负责，对失访者要及时采取措施以保证随访

（二）不同设计类型控制选择偏倚的主要针对性措施（表 10-7）

表 10-7　不同设计类型选择偏倚的控制措施

设计类型	针对性措施
现况研究	采用随机抽样，并保证一定的样本量。必要时可采用分层随机抽样的方法，尽量提高应答率，避免从医院中选择研究对象，避免使用死亡病例
病例-对照研究	病例最好选择人群中全部的新发病例或新发病例的随机样本，对照应能代表产生病例的人群，如难办到，则在多个医院选择病例，同时选择医院和社区对照
队列研究	尽量减少失访和失访率，暴露和非暴露者应使用统一的方法
试验研究	随机抽样选择研究对象，并随机分组
诊断、疗效与预后研究	尽可能扩大选择病例的范围，如多中心联合临床研究，并尽可能包括主要特征的各类各种患者

第五节 信息偏倚

一、概念(图 10-11)

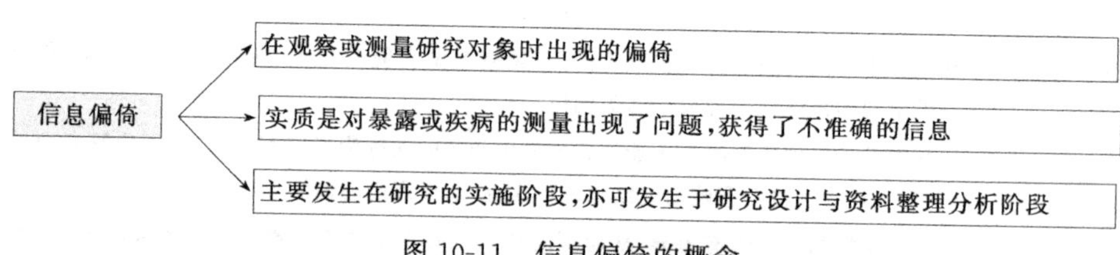

图 10-11 信息偏倚的概念

二、分类(表 10-8)

表 10-8 信息偏倚的分类

名称	定义
回忆偏倚	研究对象在回忆以往发生的事情或经历时，由于在准确性和完整性上的差异所致的系统误差。回忆偏倚在病例-对照研究中最为常见
诊断偏倚	由于研究者事先了解研究对象对研究因素的暴露情况，怀疑其已患某病，或主观上倾向于应该出现某种阳性结果，于是在做诊断或分析时，倾向于自己的判断
报告偏倚	由研究对象有意的夸大或缩小某些信息而导致的偏倚
暴露怀疑偏倚	研究者若事先了解研究对象的患病情况或某种结局，可能会对其以与对照组不可比的方法探寻认为与某病或某结局有关的因素，如多次认真地调查和询问病例组某因素的暴露史，而漫不经心地调查和询问对照组，从而导致错误结论
测量偏倚	对研究指标或数据进行测量时产生的偏倚。如记录是否完整，使用的仪器、设备、试剂等不符合要求，均可导致测量偏倚
调查者偏倚	调查者在收集、记录和解释来自研究对象的信息时发生的偏倚

三、控制(表 10-9)

表 10-9 信息偏倚控制的基本方法

基本方法	具体内容
使用客观指标	尽量使用实验室检查结果作为资料的来源，以减少主观因素对信息准确性的影响，制定严格统一的诊断和排除标准，并严格执行
使用盲法收集资料	采用“盲法”收集资料，有助于减少观察员的测量偏倚，若做不到盲法，应有同一个观察员测量待比较的各组
制定详细的资料收集和严格的质量控制方法	对调查员进行培训，统一调查标准和方法；建立资料的检查和核实制度；使用的仪器应精良，并检查校正，使用标准化试剂
精心设计调查表	将调查表每个问题的答案标准化，设计封闭式调查表较为适宜

第六节 混杂偏倚

一、概念(图 10-12)

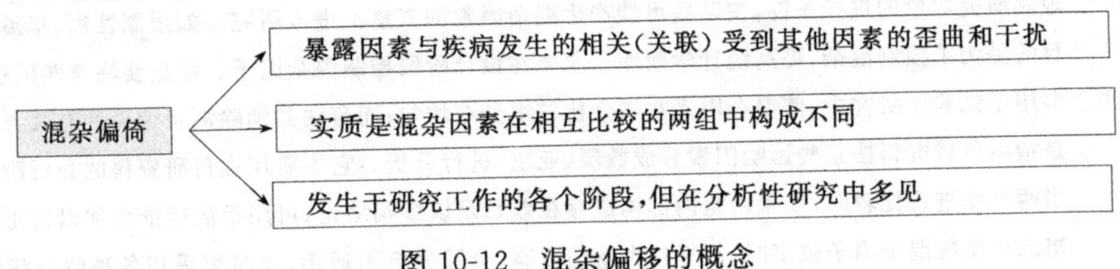

图 10-12 混杂偏移的概念

二、基本特点(图 10-13)

(1) 必须是所研究疾病的独立危险因子。

(2) 必须与研究因素(暴露因素)有关联(有统计学联系)。

(3) 一定不是研究因素与研究疾病因果链上的中间变量。

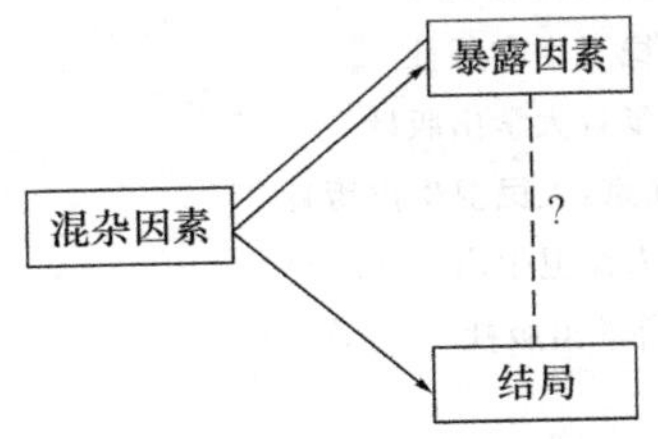

图 10-13 混杂因素特征图

(图中无箭头表示因果,箭头连线代表因果关联,箭头虚线代表要研究的联系)

三、混杂偏倚及其方向与程度的测量

(一) 测量公式

$$\frac{cRR-aRR(f)}{aRR(f)}$$

(二) 意义

◆若值=0,无混杂。

◆当值≠0,若为正值,为正混杂,为负值,为负混杂。值的大小为混杂的程度。

四、控制(表 10-10)

表 10-10 混杂偏倚控制的基本方法

基本方法	具体内容
限制	限制研究对象的选择条件,使某些可能产生混杂因素的变量不进入研究。如限制性别、年龄、职业等
匹配	目的是为了控制混杂,提高统计学效率。主要在设计阶段控制混杂因子。但是要注意匹配过度问题
随机化和盲法	多用于试验性研究中,使混杂因素在各个比较组分布均匀;而盲法是消除测量偏倚的有效方法
分层分析	是指将科研资料按某些影响因素分成数层(亚组)进行分析。它主要用在科研资料的分析阶段
标准化	当两个率进行比较时,如果两组内部构成存在差别足以影响结论,可用率的标准化加以校正
多因素分析	当欲控制的混杂因子较多时,由于样本量的限制,分层分析不适用,此时可采用各种流行病学多因素分析方法

(朱俊宇　朱　琳　阿布都沙拉木·依米提　王秀梅)

参 考 文 献

黄悦勤 . 2002. 临床流行病学 . 北京:人民卫生出版社
梁万年 . 2002. 医学科研方法学 . 北京:人民卫生出版社
林果为 . 2000. 现代临床流行病学 . 上海:复旦大学出版社
王家良 . 2008. 临床流行病学 . 第 3 版 . 北京:人民卫生出版社
王建华 . 2004. 流行病学 . 第 2 版 . 北京:人民卫生出版社
袁聚祥 . 2009. 流行病学(案例版). 北京:科学出版社

第十一章　临床科研中应注意的几个问题

第一节　基线资料

一、基线资料的概念及评估方法(表 11-1)

表 11-1　基线资料的概念及评估方法

概念	处理措施实施之前,被研究对象的基本情况。一般包括年龄、性别、民族、社会经济特征、病程、病情、危险因素或影响预后的因素及并发症等
评估	最简单的方法是比较两组间(或多组间)有关变量是否分布均衡,常用均数、中位数或其他统计量进行比较

二、举例

在一篇探讨葡萄糖-胰岛素-氯化钾溶液治疗急性心肌梗死 ST 段抬高患者疗效的论著中,随机分组后各项指标都没有差别,只是年龄的差别具有统计学意义,如果研究者认为年龄是影响疗效的重要因素,则可在设计时,进行分层随机,这样两组的基线就会完全一致(表 11-2)。

表 11-2　GIK 治疗 AMI 随机分组患者特征比较

患者特征	GIK 组		对照组		统计结果	
	n	%	n	%	χ^2	P
患者例数	310		302			
年龄(岁)	59±12		61±12		(t=2.06)	<0.05
男性	230	74.2	242	80.1		
女性	80	25.8	60	19.9	3.06	>0.05
转院病例	118	38.0	98	32.5	2.11	>0.10
既往心肌梗死	30	9.7	31	10.3	0.06	>0.10
既往冠脉支架	12	3.9	14	4.6	0.22	>0.10
卒中病史	14	4.4	9	3.0	0.99	>0.10
糖尿病史	32	10.3	31	10.3	0.00	>0.10
高血压史	78	25.2	84	27.8	0.55	>0.10
高脂血症	94	30.3	95	31.5	0.09	>0.10
吸烟人数	152	49.0	152	50.3	0.10	>0.10
家族心肌梗死病史	195	62.9	179	59.3	0.85	>0.10

GIK=葡萄糖、胰岛素、氯化钾溶液静脉滴注

第二节 依 从 性

一、概念

依从性指纳入观察的研究对象按照研究设计，进行服药、膳食管理、活动等行为的依从程度。即指纳入研究的病例是否接受干预措施以及治疗和随访的完整性。

二、常见的不依从现象(图 11-1)

不依从现象

- 在实际的治疗性研究中常遇到患者虽然一直坚持随访，但在治疗的过程中由于各种原因而少用药物。其引起依从性差的原因包括：简单的遗忘，误解药物使用方法，不能耐受药物的副作用，或讨厌服药，或因费用不足等。影响因素包括治疗时间长或治疗方案复杂等
- 在研究的观察过程中，患者可能按照要求进行治疗，但因为随访时间过长，或因人口迁徙、流动、死亡等，中途丢失了部分研究对象，使研究者没有得到最终的观察结果，也称之为失访

图 11-1　常见的不依从现象

三、临床研究各阶段依从性问题的处理方法(表 11-3)

表 11-3　临床研究各阶段依从性问题的处理方法

阶段	处理方法
设计阶段	加强健康教育，建立良好的医患关系；简化治疗方案，降低医疗费用，制定合理、准确的纳入与排除标准等
实施阶段	尽可能的避免主要结局的观察遗漏，同时对退出治疗的病例也应继续随访，获得最后的结局资料
资料处理阶段	应当纳入所有入组分配的患者进行分析，并探讨退出和(或)失访对结果的影响(意向性分析或敏感性分析)
试验报告	应如实报告所有受试对象的去向，包括参与分组的、接受治疗的、退出或失访的病例，并报告病例退出或失访的原因；在讨论中根据意向性治疗分析或敏感性分析的结果下最后的结论

四、意向性分析和敏感性分析(表 11-4)

表 11-4　意向性分析和敏感性分析

名称	方法
意向性分析	参与随机分组的对象，无论其是否接受该组的治疗，最终应纳入所分配的组中进行疗效的统计分析。该项原则强调，只要是参与了随机分配的病例，就应当纳入最后的结果分析
敏感性分析	观察结局变量为定性资料时，由于不能确定患者治疗的结局，通常将试验组和对照组退出的病例作为治疗失败处理。另一种处理方法是将治疗组退出的病例作为治疗失败(无效)，而将对照组退出的病例作为成功(有效)处理，这种分析方法称为“最差情况的演示分析”。观察结局变量为定量资料时，采用“推移”法，即将治疗前或最后一次随访测定的结果作为其最后分析的测定值

第三节　临床研究中软测量指标的量化技术

一、量化处理的原理(图 11-2)

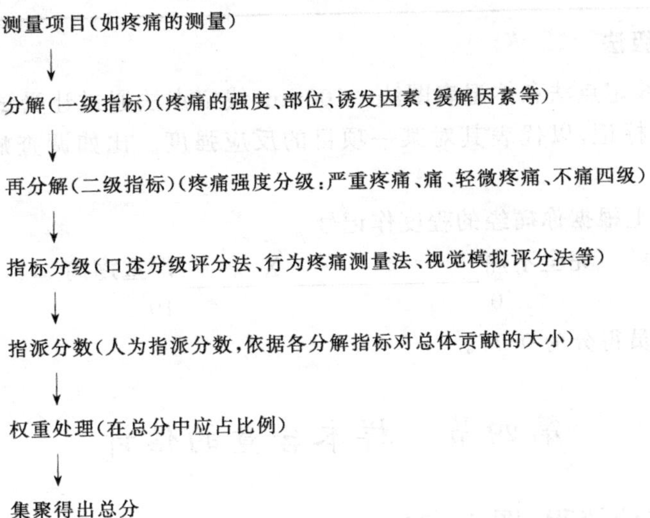

图 11-2　量化处理的原理

二、量化处理的方法(表 11-5)

表 11-5　量化处理的方法

名称	方法
量表法	根据事物的特性和设定的法则,用数字来描述事物特性的程度,再通过评分系统从欲测量项目中分解出一组能反映该测量项目特征的指标,将这些指标经过一定的分级量化(数字化)、标准化和权重处理后再聚集得出总分。量表的指标可以是定性的,也可以是定量的,但最终都会得到一个定量的总分
问卷法	围绕临床工作者或研究者所关心的健康与疾病状态所设计的多种问题所组成,由测量者按问卷上的问题逐一向被测量者提问,回答"是"或"否",根据回答的结果,按统一的评分标准得分,使难以测量的临床症状等数量化,达到量化测量的目的

三、常用的指标分级法

(一) 李克特型分级

应用一系列形容词对研究对象进行某个方面的评价(表 11-6,表 11-7)。例如:项目:你是否认为本地区很缺乏医生。

表 11-6　李克特型 5 点分级

很不同意	不同意	不能决定	同意	很同意
1	2	3	4	5

这是 5 点分级，也可用 7 点分级：

表 11-7　李克特型 7 点分级

很不同意	不同意	有点不同意	不能决定	有点同意	同意	很同意
1	2	3	4	5	6	7

（二）形象排列分级法

常用 100mm 线定点法和体温表图法。100mm 线定点法通过让受试者在一条 100mm 线上任一点上刻画标记，以代表其对某一项目的反应强度。比如调查痛经患者的疼痛程度，可用此法如下：

请你在下面线上根据你痛经的程度作记号

完全不痛 ______________X______ 严重疼痛

0　　　　　　　　　　10

测量结果该病员得分为 0.77。

第四节　样本含量的估计

一、样本含量估计流程（图 11-3）

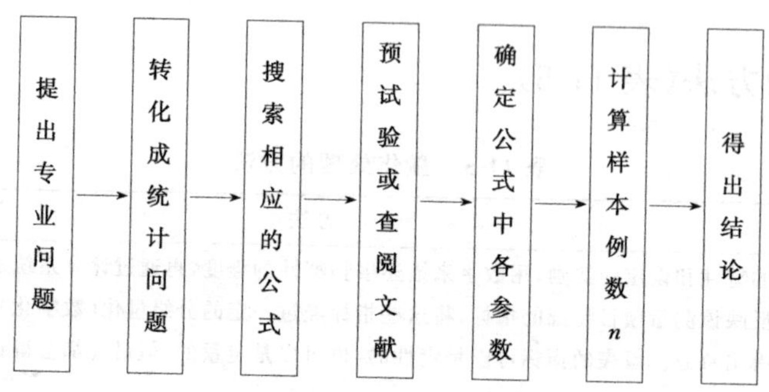

图 11-3　样本含量估计流程图

二、样本含量估计的基本条件（表 11-8）

表 11-8　样本含量估计的基本条件

名称	获得方法
第一类错误的概率	分单侧与双侧，单侧为 α，双侧为 $\alpha/2$，α 越小所需样本越大，一般取 $\alpha=0.05$
检验效能	即$1-\beta$，说明备择假设 H_1 正确的能力。β 值越大，$1-\beta$ 越小，检验效能越低，样本含量也越小。要求检验效能在 0.80 及以上，一般取 $\beta=0.1$ 或 $\beta=0.2$
容许误差 δ	虽总体参数 δ 未知，但可根据预实验两样本均数或样本率间的差异进行估计
总体标准差	查阅文献或做预实验所得，亦可作合理的假设

三、样本含量估计的注意事项(图 11-4)

注意事项

- 多组比较时,一般要求各组间的样本含量相等,当样本含量在各组间均衡时检验效能较高
- 多种样本含量估计方法相结合,同时有几个结果指标用于估计样本含量时,应以主要结果指标的样本含量为主;当有多种方法估计的结果时,取最大者为最终样本含量估计值
- 由于估算的样本含量是最少需要量,在受试者中可能有不合作者、中途失访、意外死亡等情况出现,故进行试验前尚须增加 10%～20%
- 新药临床试验样本含量估计必须执行相关规定
- 样本含量估计要求估计每组样本例数。有学者建议,当 K 个试验组与一个对照组比较时,可取对照组例数为试验组例数的 $n^{1/2}$ 倍
- 就类型来说,一般在同等情况下,定量变量所需样本含量少于定性变量
- 就实验结果的可能性而言,双向结果(存在 A≥B 或 A≤B 两种可能性)所需样本数多,单向结果(只存在 A≥B 或 A≤B 一种可能性)所需样本数少
- 从常用实验设计来看,完全随机设计所需样本量多,配对设计与随机区组设计所需样本量较少,拉丁方设计所需样本量更少。与常用实验设计相比,序贯设计所需样本量又可少 30%～50%

图 11-4　样本含量估计的注意事项

第五节　交 互 作 用

一、概念

交互作用专指两个或两个以上的因素作用于同一对象时,其效应可能大于或小于两个单独作用效应之和,生物学上称之为增效或拮抗作用。

二、交互作用与混杂

(一) 交互作用与混杂的区别(表 11-9)

表 11-9　交互作用与混杂的区别

	交互作用	混杂
研究设计	与此无关,是客观现象,只能寻找与发现	与此有关,采取有效的设计手段(方法)是可以防止
真实性	与此无关,是希望报告的,应加以准确而详尽的描述	可能对真实性产生歪曲;是研究中要极力避免并防止发生的;一旦发现,要通过适当的统计学方法加以去除
统计用途	定量描述,并加以评价,但不能去除	设计阶段:控制、避免;资料分析阶段:排除

(二) 混杂作用的预防与识别(表 11-10)

表 11-10 混杂作用的预防与识别

预防	识别
混杂因素只有在组间分配不均的情况下才能发挥其混杂作用,因此设计中力争做大批“齐同对比”,即将已知的或可疑的混杂因素均衡的分配在各组中	将可疑的问题提出用分层分析或其他方法,分析混杂作用的可能性

三、交互作用模型(表 11-11)

表 11-11 交互作用模型

	交互作用存在
两个或两个以上因子共同作用于某一事件时(A、B、C)	
相加模型	>A+B+C 协同作用(超可加性)(正交互)
	<A+B+C 拮抗作用(亚可加性)(负交互)
相乘模型	>A·B·C 协同作用(正交互)
	<A·B·C 拮抗作用(负交互)

备注:交互作用是描述资料本身所表现出来的关于两个或多个暴露因素联合效应的一个统计学术语,并不表示一定具有生物学意义,即有正交互作用并不意味一定具有生物学的协同作用,有负交互作用也并不等同有生物学的拮抗作用。因此,有交互作用可能有生物学意义,也可能没有生物学意义。要研究交互影响需用析因实验设计、分析或正交实验设计、分析。

第六节 假设检验的解释

一、假设检验应注意的问题(图 11-5)

注意事项

- 差别有统计学意义表达时,不能说“有明显差异”或“有显著差异”,而正确的描述应当是“差异有统计学意义”或“差异有显著意义”等。如果要比较两组总体参数的差别如何,要对两组参数的置信区间进行观察后才能得出结论
- 正确理解“显著性”一词的含义:差别有或无统计学意义,是对样本统计量与总体参数或样本统计量之间的比较而言,相应推断为:可以认为或还不能认为两个或多个总体参数有差别
- 结论不能绝对化:因统计结论具有概率性,故“肯定”、“一定”、“必定”等词不要使用。在报告结论时,最好列出检验统计量的值,尽量写出具体的 P 值或 P 值的确切范围,如写成 $P=0.040$ 或 $0.02<P<0.05$,而不简单写成 $P<0.05$,以便读者与同类研究进行比较或进行循证医学时采用 Meta 分析
- 假设检验是为专业服务的,统计结论必须和专业结论有机地相结合。若统计结论和专业结论一致,则最终结论就和这两者均一致(即均有或均无意义);若统计结论和专业结论不一致,则最终结论需根据实际情况加以考虑。若统计结论有意义,而专业结论无意义,那就应当检查设计是否合理、统计分析方法应用是否恰当等,进一步进行验证

图 11-5 假设检验应注意的问题

二、置信区间与假设检验

统计检验结果只能说明有无差异,而不能说明差异的大小,只有置信区间才能表达总体参数差异的大小。因此置信区间与假设检验各自不同的作用要结合使用。置信区间不

但能回答差别有无统计学意义，而且还能比假设检验提供更多的信息，即提示差别有无实际的专业意义（图 11-6）。

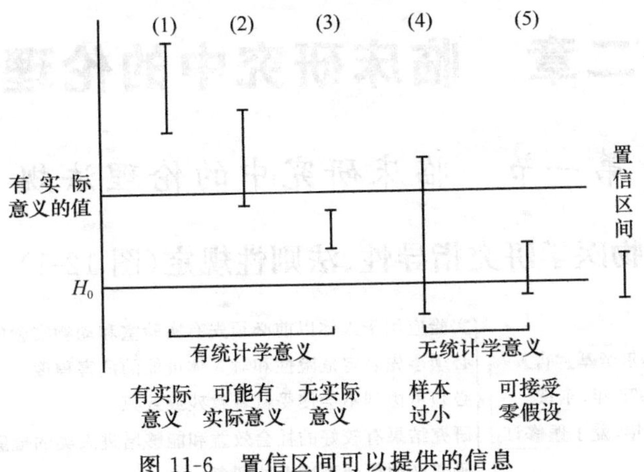

图 11-6　置信区间可以提供的信息

第七节　多中心临床试验的组织与设计

一、概念

多中心临床试验指由两个或更多的中心采用同一试验设计与实施方案的临床试验。

二、多中心临床试验设计实施中的注意事项（图 11-7）

注意事项：

- 首先应筹划到足够的研究经费
- 要求各中心的研究人员采用相同的试验方法和病情判断标准，试验前对人员统一培训，试验过程中要有监控措施
- 对临床试验中各项临床和实验室检查应实施严格的质量控制。即在指标测量、临床观察、数据记录中要有统一的标准。最好的办法是建立集中检查和定期的外部质量控制评估，进行一致性检验，或由各中心收集待分析的样品在一个中心完成全部检测
- 应成立相应的资料监测委员会，由专人负责资料的收集和处理。应有一个资料收集和传输的程序，所有资料应送到资料处理中心，中心要尽快完成对呈送资料的核对、输入和检查，并将资料处理的情况和存在的问题迅速反馈给各资料收集单位

图 11-7　多中心临床试验设计实施中的注意事项

（曹明芹　王　岩　张　茜）

参考文献

梁万年 . 2003. 医学科研方法学 . 北京：人民卫生出版社

王家良 . 2009. 临床流行病学-临床科研设计、测量与评价 . 第 3 版 . 上海：上海科学技术出版社

闫永平 . 2009. 临床流行病学 . 北京：人民卫生出版社

第十二章　临床研究中的伦理问题

第一节　临床研究中的伦理法规

一、涉及人的生物医学研究指导性、法则性规定(图 12-1)

《赫尔辛基宣言》
1975 年,东京
2000 年,爱丁堡修订

- 实验应用于人体以前必须先有实验室和动物实验的基础
- 必须事先确定危险性和对人体可能的危害程度
- 必须考虑到不会使受试者致残或致死
- 研究结果有较好的社会效益和能够增进人类的健康事业
- 研究必须得到受试者的同意

图 12-1　赫尔辛基宣言

二、卫生部相关规定

1.《卫生部涉及人体的生物医学研究伦理审查办法》2007 年颁布(试行)(图 12-2)

与伦理有关的禁止项目
1998 年颁布

- 与人体无性繁殖有关的实验研究
- 利用人胚胎及流产胎儿的研究
- 与国外交换流产胎儿及其脏器
- 买卖人体细胞、组织及脏器

图 12-2　卫生部涉及人体的生物医学研究伦理审查办法

2.《药物临床试验管理规范》(国家食品药品监督管理局 2003 年 8 月颁布)。

第二节　伦理学的基本原则

伦理学的基本原则见图 12-3。

- 尊重原则:人的尊重和对生命尊严的尊重
  - 应当把个人看作自主的行动者
  - 应当在临床研究中做到保密和保护隐私
- 慈善原则:不伤害义务
  - 受试者
  - 患者群体和社会
- 公正原则:对任何患者应该一视同仁
  - 分配公正
  - 回报公正
  - 程序公正

图 12-3　伦理学基本原则

第三节 伦理委员会审批和知情同意

一、伦理委员会保障受试者权益的两个主要措施(图 12-4)

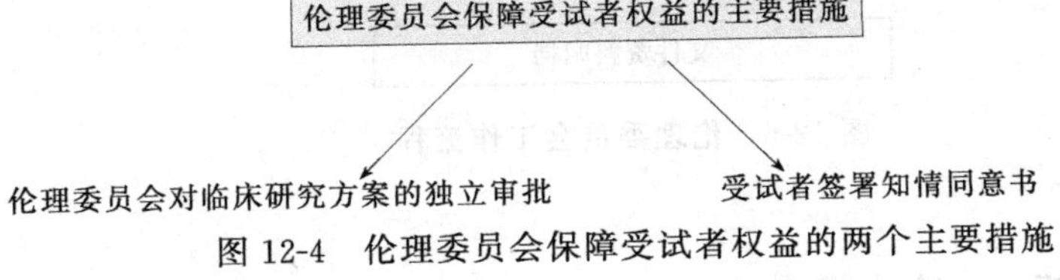

图 12-4 伦理委员会保障受试者权益的两个主要措施

二、知情同意书内容(图 12-5)

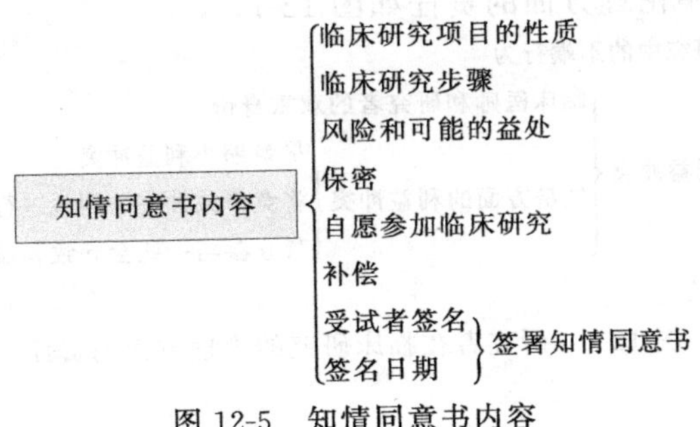

图 12-5 知情同意书内容

三、伦理委员会工作流程(图 12-6)

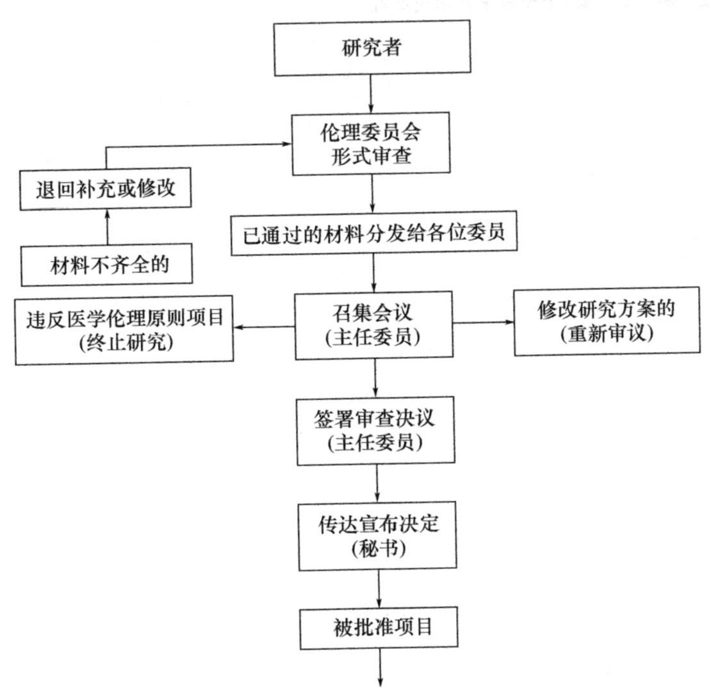

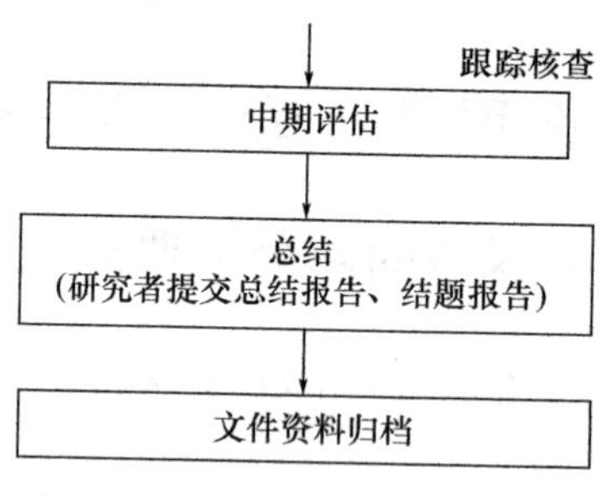

图 12-6 伦理委员会工作流程

第四节 研究者的伦理方面责任

研究者在临床研究中伦理方面的责任如图 12-7。

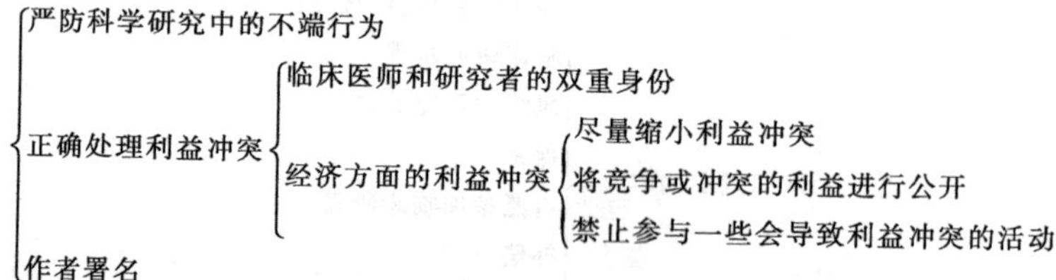

图 12-7 研究者在临床研究的伦理方面的责任

(朱 琳)

参 考 文 献

王家良 . 2009. 临床流行病学 . 上海:上海科学技术出版社

第十三章　系统评价的方法与原则

第一节　系统评价(SR)概念

系统评价的概念阐述于图 13-1。

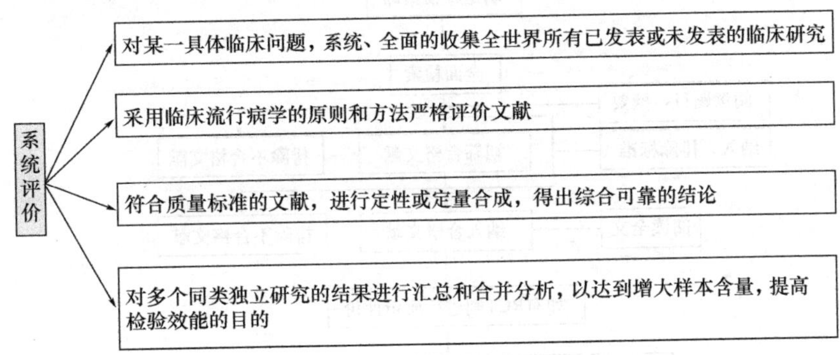

图 13-1　系统评价的概念

第二节　系统评价与叙述性文献综述的区别

系统评价与叙述性文献综述的区别见表 13-1。

表 13-1　系统评价与叙述性文献综述的区别

特征	叙述性文献综述	系统评价
研究的问题	可以有明确的研究问题，但常无研究假设，只针对研究问题进行一般性讨论	有明确的研究问题和假设
检索相关文献	通常未找出所有相关文献	力求找出所有相关、发表或未发表的研究，可减少发表偏倚或其他偏倚对结果的影响
纳入和排除研究的标准	通常未说明纳入或排除相关研究的原因	清楚描述纳入研究类型，可以减少因作者主观倾向出现的选择性偏倚
研究质量评价	通常未考虑不同研究方法或研究质量	评价原始研究的方法学质量，发现潜在偏倚和纳入研究间异质性来源
综合研究结果	通常不区别研究的方法学质量	基于方法学最佳的研究得出结论

第三节 制作系统评价的方法

一、制作系统评价的总体步骤(图 13-2)

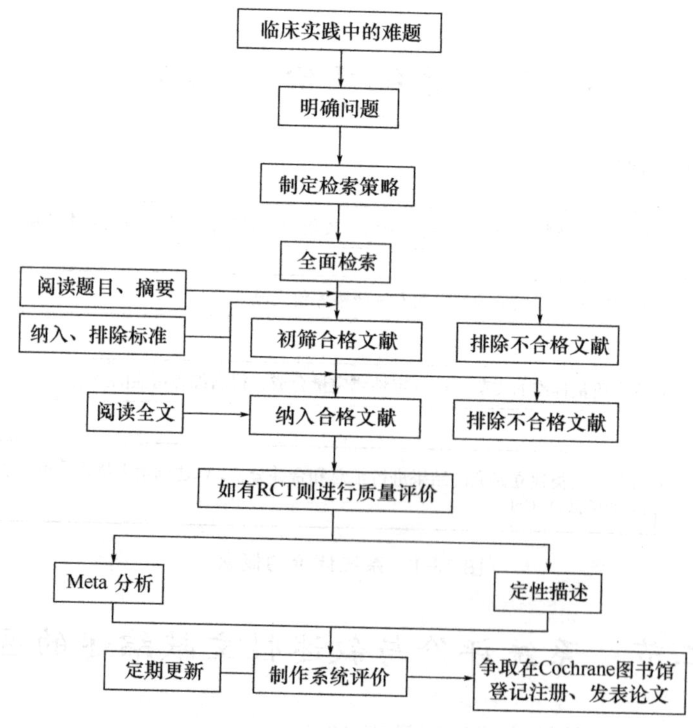

图 13-2 系统评价的方法

二、收集临床研究(图 13-3)

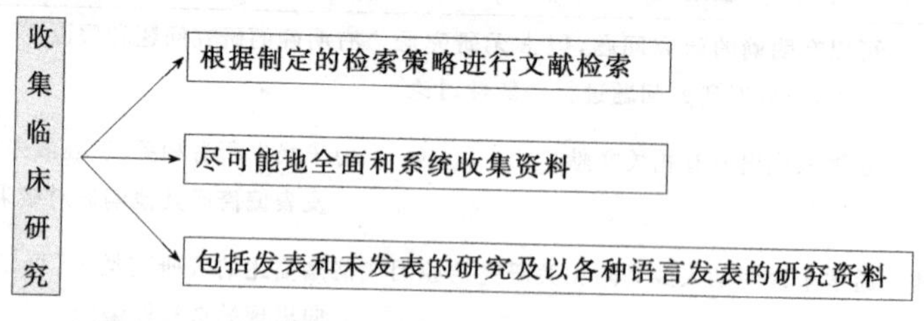

图 13-3 临床研究的收集

三、研究的选择和纳入(图 13-4)

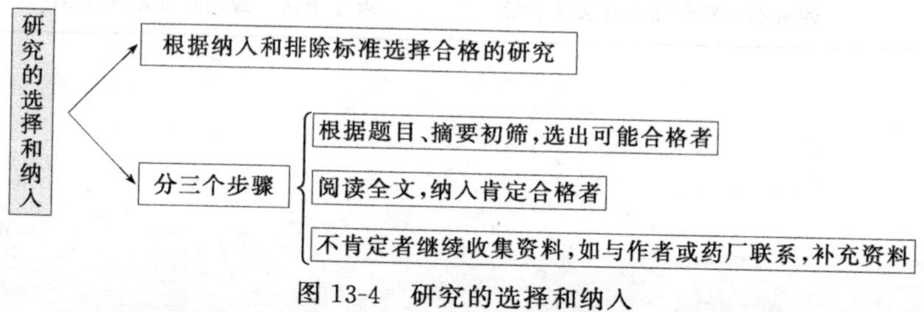

图 13-4 研究的选择和纳入

四、单个试验质量评价要点(表 13-2)

表 13-2　单个研究质量评价

研究设计	方法学质量				文献等级
	随机方法	分配隐藏	盲法	有无失访	
Ⅰ	正确	正确	正确	正确	A
Ⅱ			只要有一项指标不清楚		B
Ⅲ			只要有一项指标不正确或未使用		C

注:A:其偏倚对结果产生影响的可能性最小;B:其发生相应偏倚并对结果产生影响的可能性为中等;C:其发生相应偏倚并对结果产生影响具有高度可能性

五、资料提取(表 13-3)

表 13-3　资料提取表格

研究引文信息	设计方法	研究对象	干预措施	研究结果	备注
作者及文章出版年限	设计方案及具体方法(随机、盲法、分配隐藏)	研究地点、年龄、性别、例数、诊断标准、何种疾病、样本量、基线情况	试验组 对照组	随访时间、疗效、副作用	不清楚的信息

六、资料分析(图 13-5)

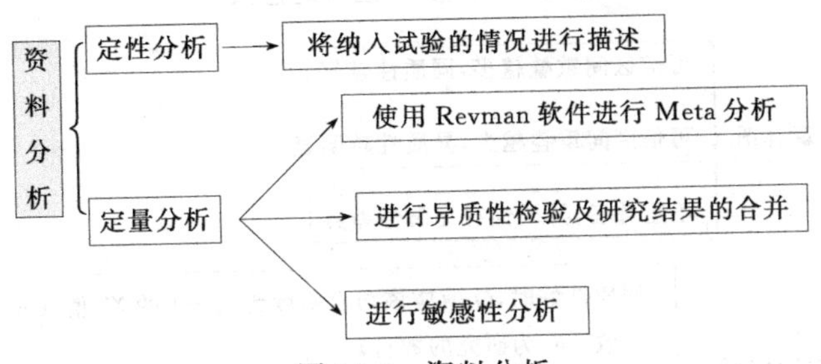

图 13-5　资料分析

(一) Meta 分析图(森林图)展示结果(图 13-6,图 13-7)

Study or sub-category	high dose n/N	moderate dose n/N	RR (fixed) 95% CI	Weight %	RR (fixed) 95% CI
Gaetano Bacci[15]	2/50	0/56		2 05	5 59 (0 27, 113 69)
Gaetano Bacci[13]	8/196	10/171		46 46	0 70 (0 28, 1 73)
Paul.a Meyers[14]	11/36	12/37		51 48	0 94 (0 48, 1 85)
Total (95%CI)	282	264		100 00	0 94 (0 54, 1 57)

Total events; 21 (high dose), 22 (moderate dose)
Test for heterogenety χ^7=1.74, df=2 (P=0.42), I^2=0%
Test for overall effect Z=0.29 (P=0.77)

0.1　0.2　0.5　1　2　5　10
Favours control　Favours high dose

图 13-6　森林图示例

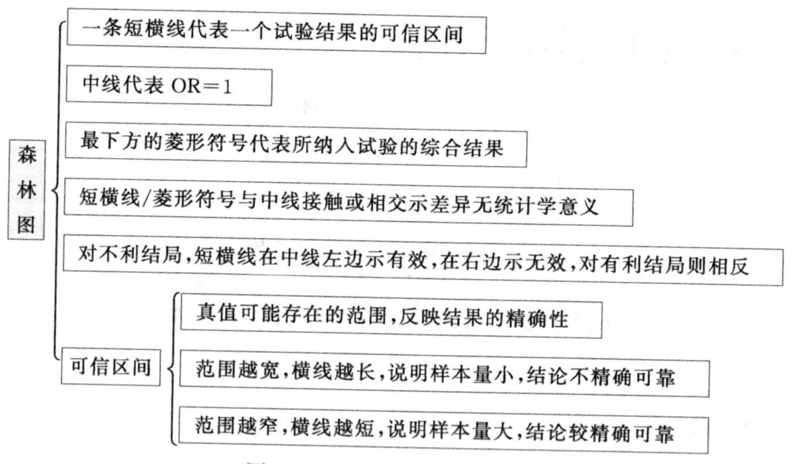

图 13-7　森林图结果的解释

(二) 异质性检验(图 13-8～图 13-10)

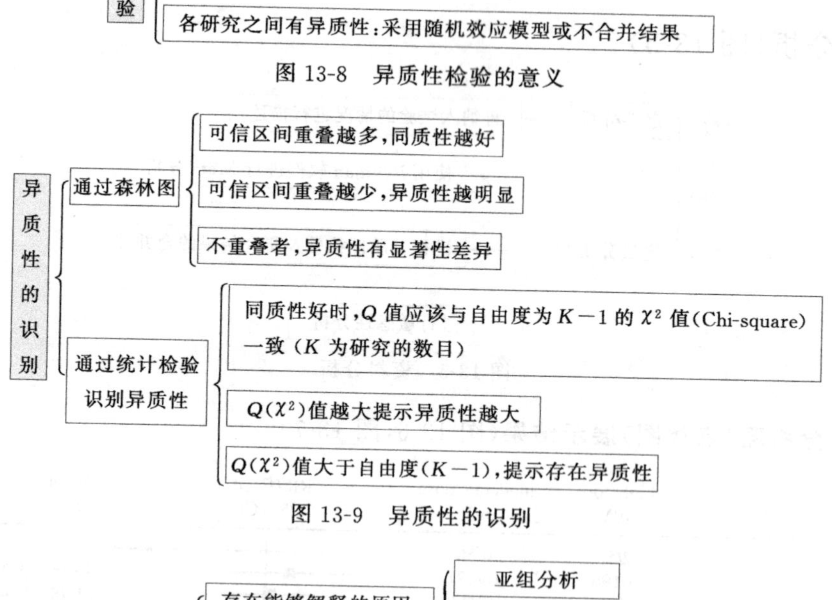

图 13-9　异质性的识别

- 异质性的处理
  - 存在能够解释的原因
    - 亚组分析
    - Meta 分析回归
  - 不进行结果的定量合并，只做定性的描述分析
  - 忽略，采用固定相应模型
  - 说明原因，采用随机相应模型

图 13-10　异质性的处理

(三) 对各研究结果的统计量(RR,OR,WMD,SMD等)进行合并,计算其可信区间,判断有无统计学意义的差异(图 13-11,图 13-12)

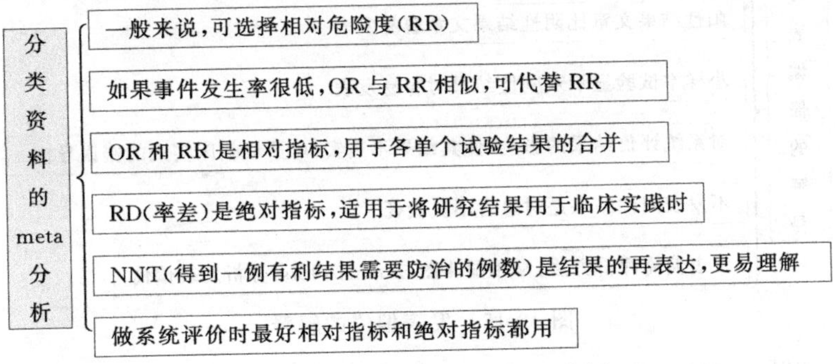

图 13-11　分类资料的 Meta 分析

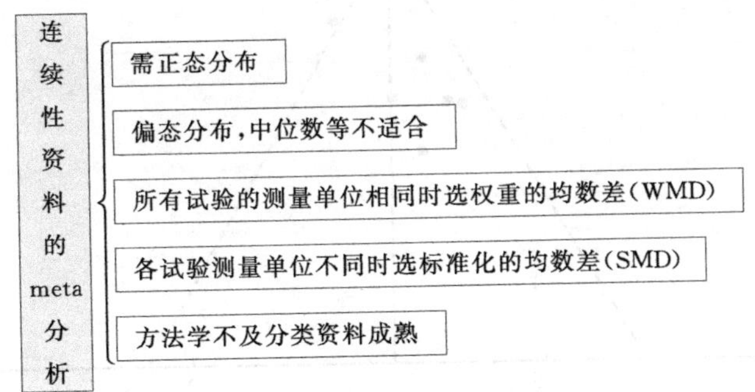

图 13-12　连续性资料的 Meta 分析

(四) 结果解释(讨论)(图 13-13)

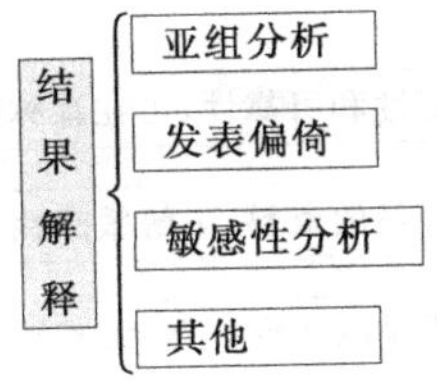

图 13-13　需要进行解释的结果

1. 亚组分析(图 13-14)

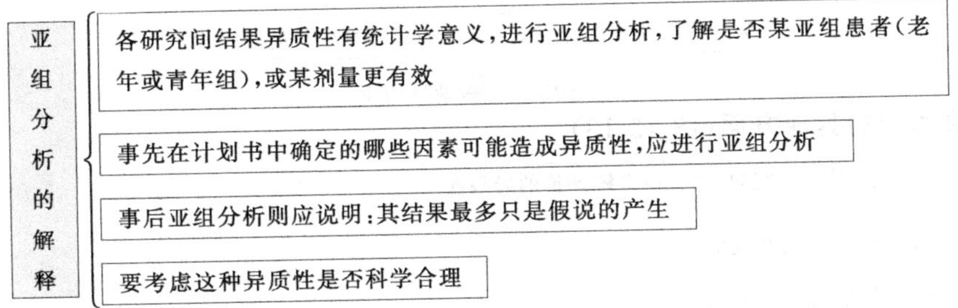

图 13-14　亚组分析的解释

2. 发表偏倚(图 13-15,图 13-16)

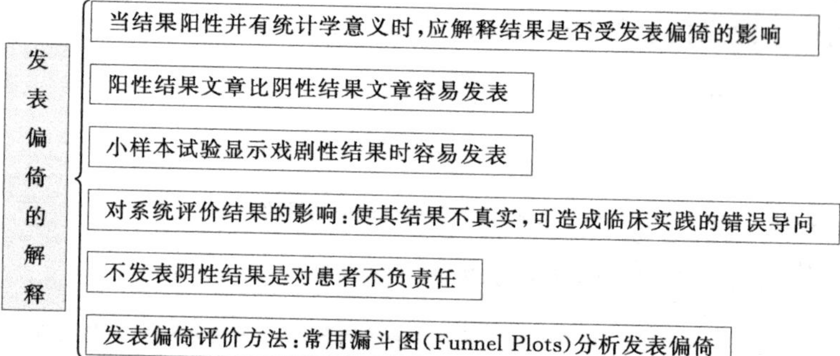

图 13-15 发表偏倚的解释

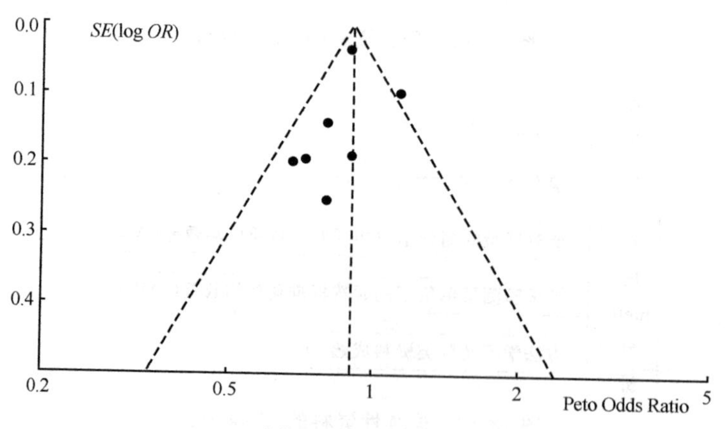

图 13-16 漏斗图

以 OR 或 RR 对数值为横坐标,以 OR 或 RR 对数值标准误的倒数为纵坐标

3. 敏感性分析(图 13-17)

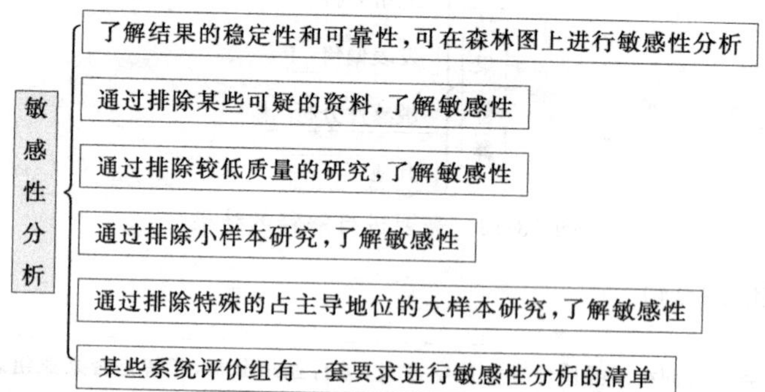

图 13-17 敏感性分析

4. 结果解释的其他方面(图 13-18)

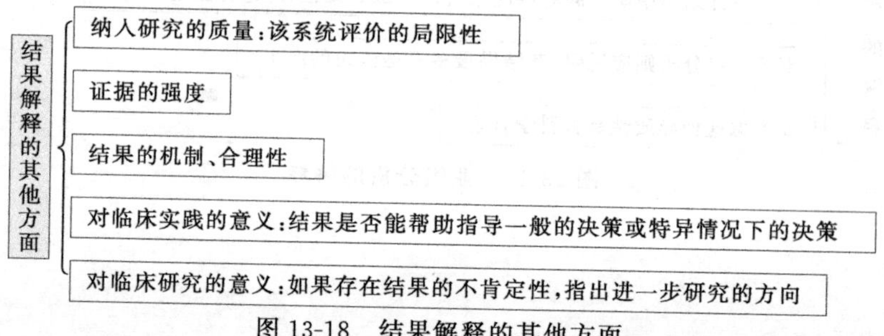

图 13-18 结果解释的其他方面

第四节　Cochrane 系统评价与非 Cochrane 系统评价的区别

Cochrane 系统评价与非 Cochrane 系统评价的区别见表 13-4。

表 13-4　Cochrane 系统评价与非 Cochrane 系统评价的区别

特点	Cochrane 系统评价	非 Cochrane 系统评价
资料收集	较全面	不一定全面
质量控制措施	有较严格的评价小组	不一定严格
方法学	规范且有完善的培训	不一定规范
不断更新	是	否
反馈意见及修正	及时	不一定及时
作者	严格培训，教材统一	不一定

第五节　系统评价的原则

系统评价的原则见图 13-19。

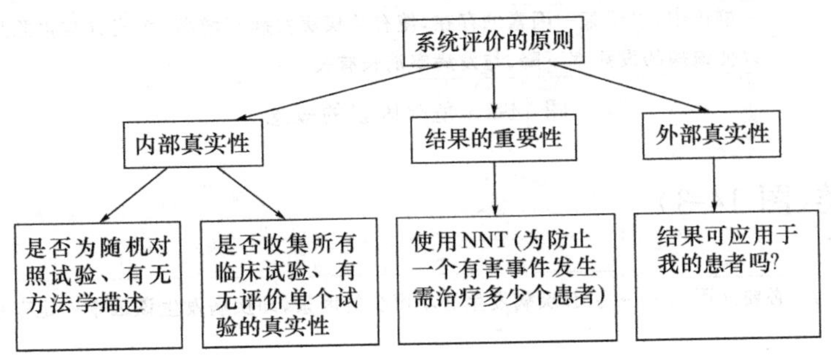

图 13-19　系统评价的原则

（何祖胜　白靖平）

参考文献

梁万年 . 2004. 临床流行病学 . 北京:北京大学医学出版社

王家良 . 2008. 临床流行病学 . 第 3 版 . 上海:上海科学技术出版社

Clarke M, Oxman AD. 1999. Cochrane Reviewers' Handbook 4. 0[updated July 1999]. In: Review Manager (Revman) [Computer program]. Version 4. 0. Oxford, England: The Cochrane Collaboration

Rothman KJ, Greenland S, Lash TL. 2008. Modern Epidemiology. 3rd ed. New York: Lippincott Williams & Wilkins

Rothman KJ. 2002. Epidemiology-An Introduction. Oxford: Oxford University Press

第十四章 病因与危险因素的研究

第一节 病因与危险因素的概念、病因模型

一、病因的概念(图 14-1)

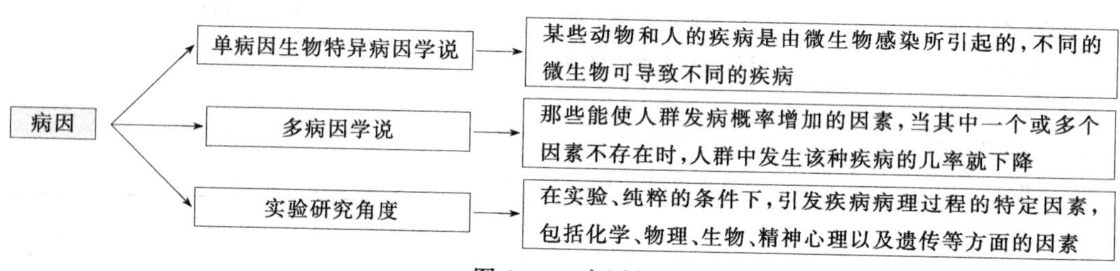

图 14-1 病因的概念

二、危险因素的概念(图 14-2)

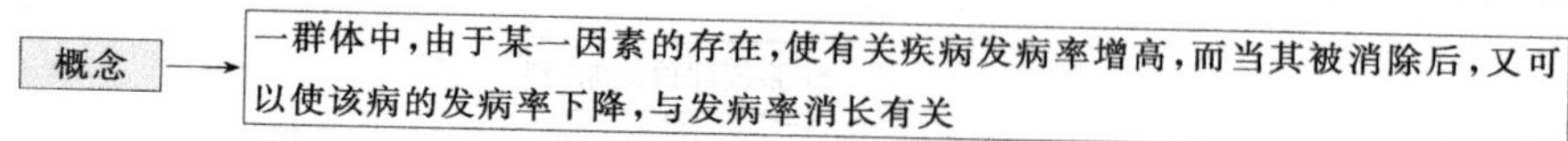

图 14-2 危险因素的概念

三、病因分类(图 14-3)

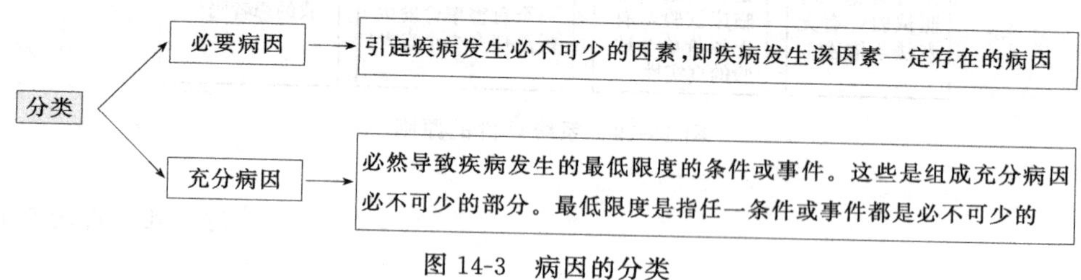

图 14-3 病因的分类

四、必要病因与充分病因的关系(表 14-1)

表 14-1 必要原因和充分原因的关系

情况	X 为必要原因	X 为充分原因	解释
A	+	+	X 是引起 Y* 的必要而充分的原因,X 存在时则 Y 发生。唯 X 能引起 Y。表示为:X→Y
B	+	−	X 在引起 Y 中必要却不充分。X 在 Y 发生时必然存在。但 X 存在时 Y 却未必发生,必须有其他因素时 Y 才发生,例如霍乱。表示为 X+Z→Y

续表

情况	X为必要原因	X为充分原因	解释
C	−	+	X不是必要原因，却是充分原因。X足以引起Y，但Y尚有其他原因。Y可由X引起，亦可能由其他原因引起，例如髓细胞性白血病、疟疾或肠伤寒时均能引起肝肿。X→Y，Z→Y
D	−	−	X对Y的发生既非必要，也不充分。X存在与否对Y的发生无影响。尽管如此，假若X存在则Y出现时，必另有其他因素存在。这时X在以Y为果的因果关系中是补充原因。X+Z→Y，W+Z→Y

* Y为结果

五、病因的模型(图 14-4)

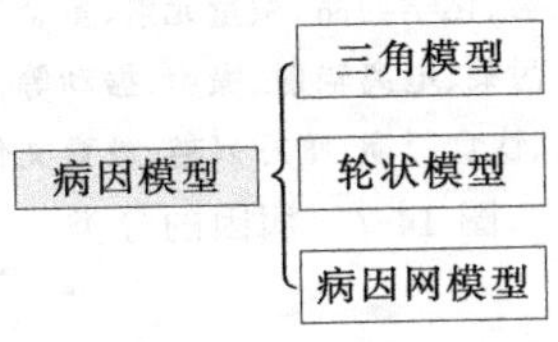

图 14-4　病因的模型

(一) 三角模型(图 14-5)

该模型认为疾病的发生是宿主、环境、病因三要素共同作用的结果。若三者保持动态平衡，人们呈健康状态；若失衡，人们将发生疾病。

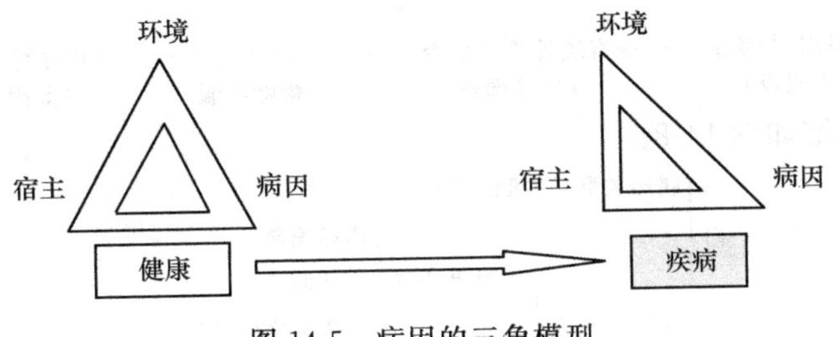

图 14-5　病因的三角模型

(二) 轮状模型(图 14-6)

该模型强调宿主与环境的密切关系。机体生活在环境之中，而病因存在于机体和环境之中。

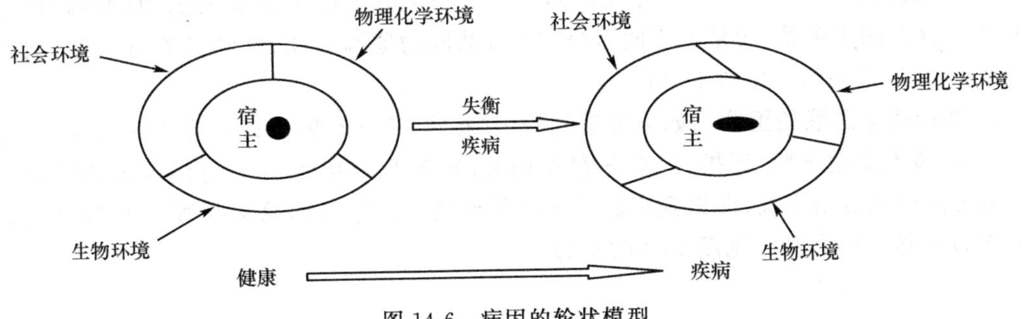

图 14-6　病因的轮状模型

(三)病因网模型

多病因学说认为疾病的发生是各种因素共同作用的结果。各因素之间可以互为因果，从而导致疾病发生的多样性。不同的致病因素与疾病间构成不同的链接方式，即为病因链，多个病因链交错连接起来就形成病因网。病因网模型可以提供因果关系的完整路径。

六、病因的分类(图 14-7)

病因模型给我们指出了寻找病因的大致方向、类别及相互联系，对于具体的病因，我们可以从下面的病因分类中得到启示。

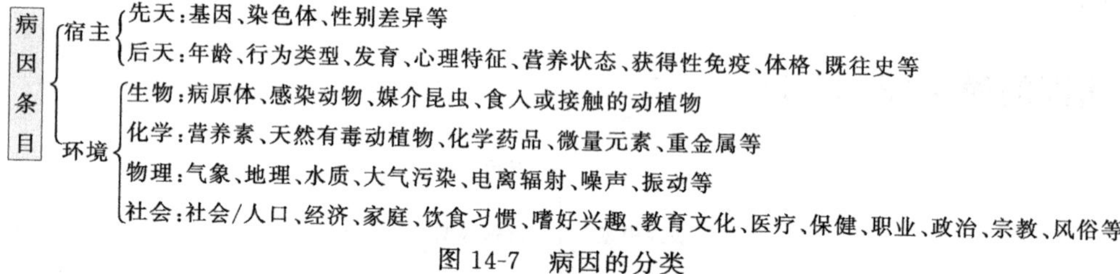

图 14-7　病因的分类

第二节　因果关系的推断

一、疾病与因素关联的形式

(一)统计学关联

病因(暴露)与疾病(提出假设) → 有统计学关联否？(排除偶然) → 有偏倚否？(排除虚假) → 有时间先后否？(前因后果)

关联的分类总结如图 14-8。

关联
- 偶然关联(随机误差)
- 统计学关联
  - 非因果关联
    - 选择偏倚
    - 信息偏倚
    - 混杂偏倚或其他
  - 因果关联(有时间先后)
    - 间接因果关联
    - 直接因果关联

图 14-8　关联分类总结

(二)因果关联

1. 继发关联　这是一种纯粹有混杂偏倚产生的关联。即为怀疑的病因(暴露)E 与疾病 D 并不存在因果关系，而是由于两者(E、D)有共同的原因 C，E、D 同 C 存在关联，从而继发产生 E 与 D 的关联。见图 14-9(1)。

2. 直接因果关联的歪曲　如果怀疑的病因(暴露)E 与疾病 D 既存在直接关联，又存在间接关联；或与其他危险(保护)因素 F 存在相关，暴露 E 与疾病 D 的直接因果关联程度或方向将可能受到混杂干扰，即得到歪曲的关联估计值。E 与 D 的总关联等于 E-D 直接关联同 E-F-D 间接关联之和。见图 14-9(2)(3)。

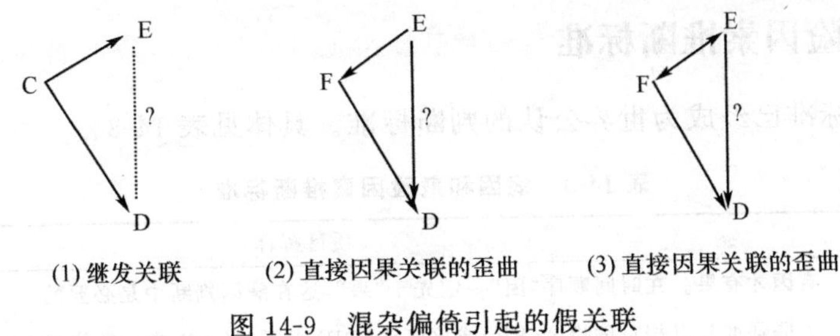

图 14-9　混杂偏倚引起的假关联

二、因果连接方式

(一) 因果连接方式(图 14-10)

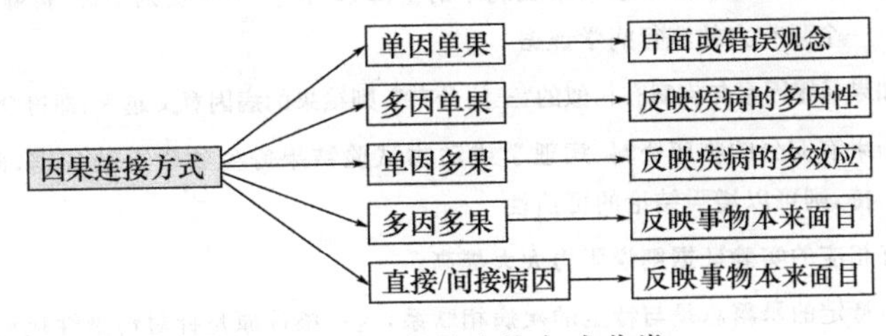

图 14-10　因果连接方式分类

(二) 直接/间接病因(近因与远因)

病因 X_1 导致→病因 X_2，最终引起疾病 Y。病因 X_2 称为直接病因；病因 X_1 称为间接病因，它与疾病 Y 之间存在一个或多个中间病因。间接病因实际上反映了引发疾病的阶段性或中间过程(表 14-2)。

表 14-2　因果连接方式

名称	示意图	实际例子及说明
单因单果	$X \to Y$	因果特异性的根源，传统病因观
单因多果	$X \to Y_1, Y_2, \vdots, Y_n$	吸烟引起肺癌、慢性支气管炎等很多疾病
多因单果	$X_1, X_2, \vdots, X_n \to Y$	高血压、高脂血症、肥胖因吸烟引起急性心肌梗死
多因多果	$X_1, X_2, \vdots, X_n \to Y_1, Y_2, \vdots, Y_n$	多个病因引起多种疾病。如高脂饮食、吸烟和饮酒、肥胖等可引起脑血栓、心肌梗死、大肠癌等疾病
直接/间接病因	$X_1 \to X_2 \cdots \to X_n \to Y$	共同使用注射器→注射器污染 HIV→HIV 感染→T 细胞减少→艾滋病发作

三、病因和危险因素推断标准

目前有九个标准已经成为世界公认的判断标准。具体见表 14-3。

表 14-3 病因和危险因素推断标准

项目	项目解释
时间顺序	有因才有果。在时间顺序“因”一定先于“果”，这在病因判断中是必要的
关联强度	关联强度常以相对危险度(RR)或比值比(OR)表示，当 RR 或 OR 值越大时，暴露因素与疾病之间存在因果关系的可能性越大
可重复性	指不同的研究者在不同时间或不同地点获得相同或类似的结果，且重复出现的次数越多，结果越有意义；即符合 Mill 法则中的“求同法”
剂量-反应关系	暴露剂量增加或减少，导致某病危险性增加或减少
终止效应	指暴露因素的消除能够带来发病率的下降，即符合 Mill 法则中的“排除法”，这是病因关系中的一个强有力的流行病学证据
分布趋势或相似性	如果暴露因素与疾病有相似的“三间分布”，则结果的病因意义越大；即符合 Mill 法则中的“共变法”
合理性	如果有充分的临床资料、病理学或动物试验结果等生物学上的证据，即在生物学上能得到支持，则可以增强结论的可信性
实验证据	有相应的实验证据则说服力大大提高
特异性	指特定的暴露总是与特定的疾病相联系，这一条件原是针对传染性疾病而提出的，对于多病因的非传染性疾病，则是非必需的条件之一

第三节 病因研究的步骤及因果论证强度

一、病因研究的步骤

流行病学在研究疾病的病因方面主要发挥两方面的作用：一个是病因假设的提出；另一个是检验病因假设。

（一）建立假设(图 14-11)

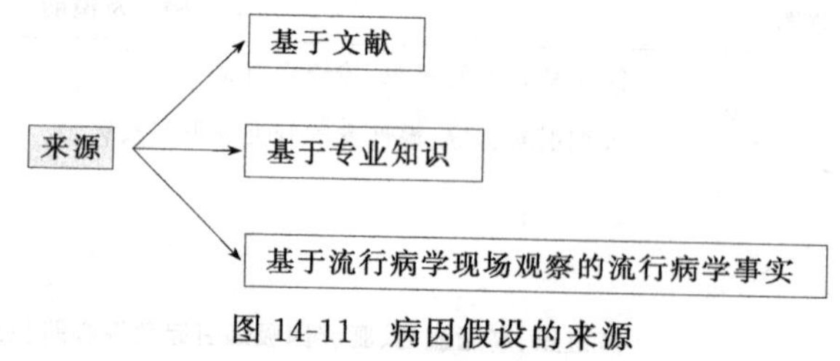

图 14-11 病因假设的来源

当然病因假设的提出需要逻辑推理和判断，是根据疾病分布和医学知识进行推理而建立的，有几种方法可作为提出病因假设时参考，见表 14-4。

表 14-4 病因推理方法

方法	解释	举例
差异法	两组人群发病率有明显不同，而两组人群在某种因素上也有差异，此因素很可能成为该病的病因	新疆锡伯族出现的察布查尔病
求同法	不同情况或不同的场合患者均具有类同因素时，该因素可能成为该病的病因	春节期间，上百名临床症状相同的患者，原因都有吃涮羊肉的历史

续表

方法	解释	举例
共变法	某一个因素的量变引起某病发病率变化时，该因素有可能成为该病的病因	龋齿严重的地区饮水中含氟量低
排除法	在研究疾病病因时，已知几种病因，进行一一排除，确定有可能成为该病的病因	

（二）验证病因假设（图 14-12）

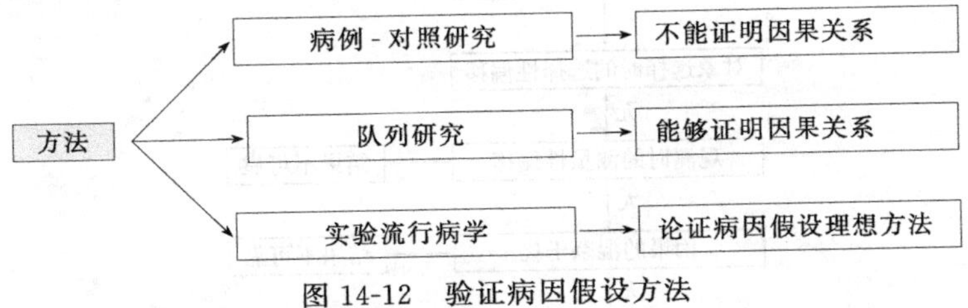

图 14-12　验证病因假设方法

病因研究的一般步骤如图 14-13。

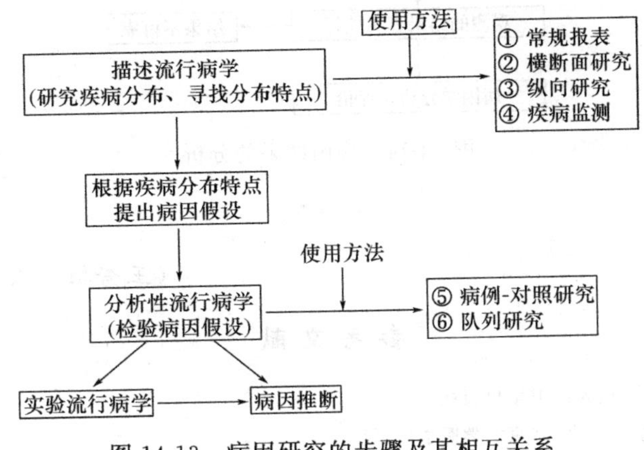

图 14-13　病因研究的步骤及其相互关系

二、研究设计与因果论证强度

不同研究设计类型的因果论证强度排序如表 14-5。

表 14-5　研究设计与因果论证强度

研究设计类型	因果论证强度	研究设计类型	因果论证强度
实验性研究		观察性研究	
随机化对照试验	强	前瞻性队列研究	强
多组时间序列试验		历史性队列研究	
非等同对照（个体分配）试验	中	队列巢式病例对照研究	
非等同对照（群体分配）试验		病例-对照研究（用新病例）	中
单组时间序列试验		横断面研究	
无对照前后比较试验	弱	生态学研究	弱
		系列病例分析报告（无对照）	

三、病因学观测结果的质量分析

病因学研究中，对因果致病关系的确定，可能出现三种情况，第一真实的因果关系；第二虚假的因果关系；第三无关的因果关系。后者从医学基础及临床医学知识易于排除，虚假的因果关系通过质量控制，排除偏倚因素的干扰，同时防止机遇因素的影响进行识别，从而肯定真实的因果关系(图 14-14)。

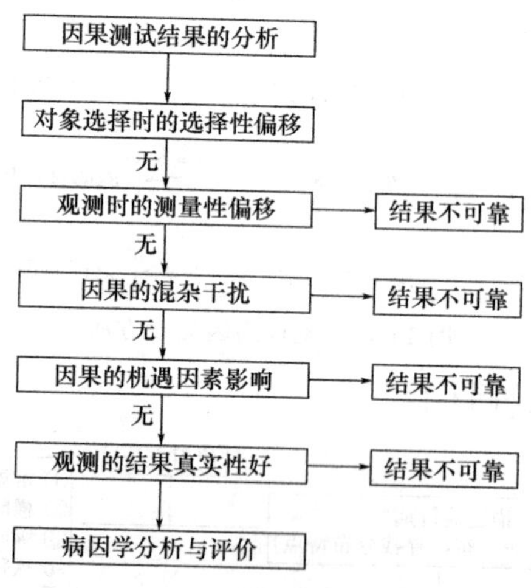

图 14-14　病因结果的分析

(王秀梅　朱俊宇　朱　琳)

参考文献

李立明．1999. 流行病学．北京：人民卫生出版社

梁万年．2004. 临床流行病学．北京：北京大学医学出版社

林果为．2000. 现代临床流行病学．上海：复旦大学出版社

王家良．2008. 临床流行病学．第 3 版．上海：上海科学技术出版社

Jundith S, Mausner S, Shira K. 1985. Epidemiology. Philadelphia : Saunders

Rothman KJ, Greenland S, Lash TL. 2008. Modern Epidemiology. 3rd ed. New York: Lippincott Williams & Wilkins

Rothman KJ. 2002. Epidemiology-An Introduction. Oxford: Oxford University Press

第十五章　诊断试验的研究

第一节　诊断试验与筛检试验的基本概念

一、诊断试验概念(图 15-1)

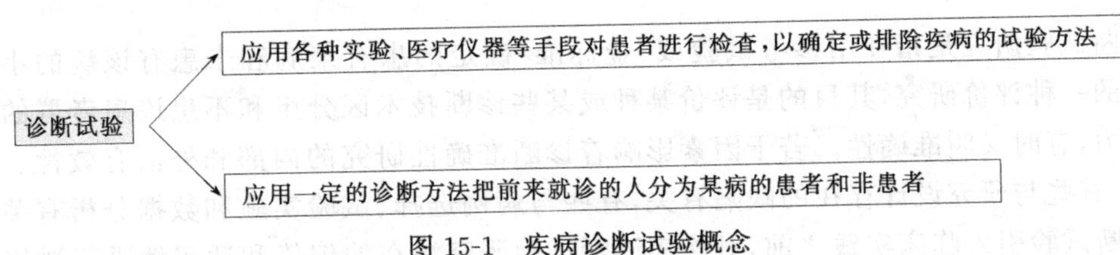

图 15-1　疾病诊断试验概念

二、筛检试验概念(图 15-2)

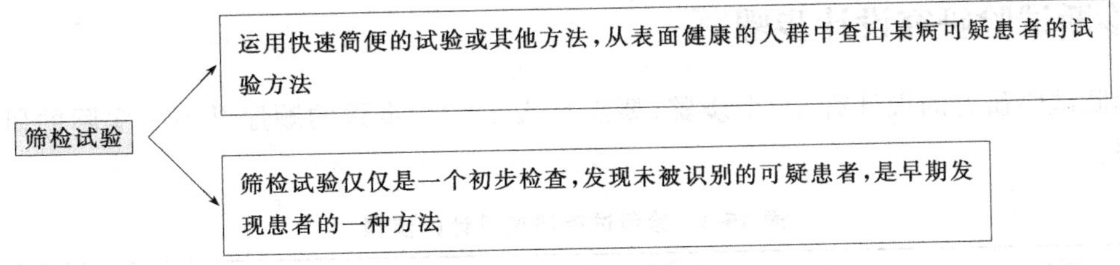

图 15-2　筛检试验概念

三、诊断试验与筛检试验的关系(图 15-3，表 15-1)

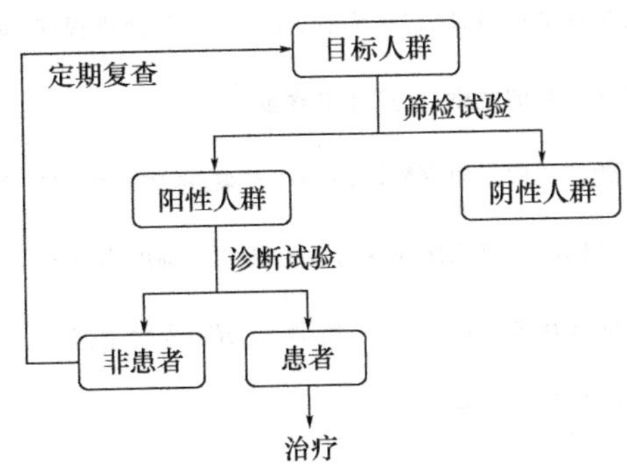

图 15-3　疾病筛检试验与诊断试验流程图

表 15-1　筛检试验与诊断试验的区别

项目	筛检试验	诊断试验
对象	健康人或无症状的患者	可疑患者
目的	发现可疑患者	对患者进行确诊

续表

项目	筛检试验	诊断试验
特点	快速、简便、安全,高灵敏度	复杂、准确性和特异度高
费用	经济、廉价	花费较高
处理	用诊断试验确诊	严密观察和及时治疗

第二节　诊断试验研究的设计

诊断试验研究是指在用参考试验或"金标准"确定的患有某病和未患有该病的小样本中实施的一种评价研究,其目的是评价某种或某些诊断技术区分患和不患该患者群的真实性或效力,有时又叫准确性。若干因素影响着诊断准确性研究的内部和外部有效性。这些因素中,有些与研究设计存在的缺陷有关,有些与病例选择、试验实施和数据分析有关。在一个诊断试验引入临床实践之前,对疾病诊断试验研究潜在的偏倚和适用性进行严格的评价,不仅能降低由于错误估计试验准确性而导致的有害临床结果的数量,而且能够通过防止不必要的试验来限制卫生保健费用。

一、诊断试验研究设计步骤

诊断试验研究的设计有 10 个步骤,要点见表 15-2。步骤的顺序并不是实际的研究设计顺序。

表 15-2　诊断试验研究设计的步骤

步骤	简要说明
确定研究目标	识别试验与临床应用;确定研究的作用与评价的阶段
选择金标准	金标准对所有患者的诊断是否正确无误、切实可行,如果不是则应考虑其他可选金标准
确定目标患者总体	说明目标患者的特征,包括症状、体征、范围、严重程度、病理学、伴随症状
确定样本含量	确定输入参数的范围,计算样本含量
选择样本患者	考虑可能的适用于研究阶段的抽样方案;考虑患者的代表性
选取准确度指标	为研究目标和特定临床应用寻找合适的准确度指标
确定目标阅片者总体	说明目标阅片者的特征,包括培训、经历和受聘情况
选择阅片者样本	考虑可能的抽样方案
数据收集	确定试验结果的格式,阅片的时间顺序,培训阅片者;采用盲法
数据分析及结果解释	指定统计学假设,计划数据分析与结果解释及报告

二、诊断试验研究设计流程图(图 15-4)

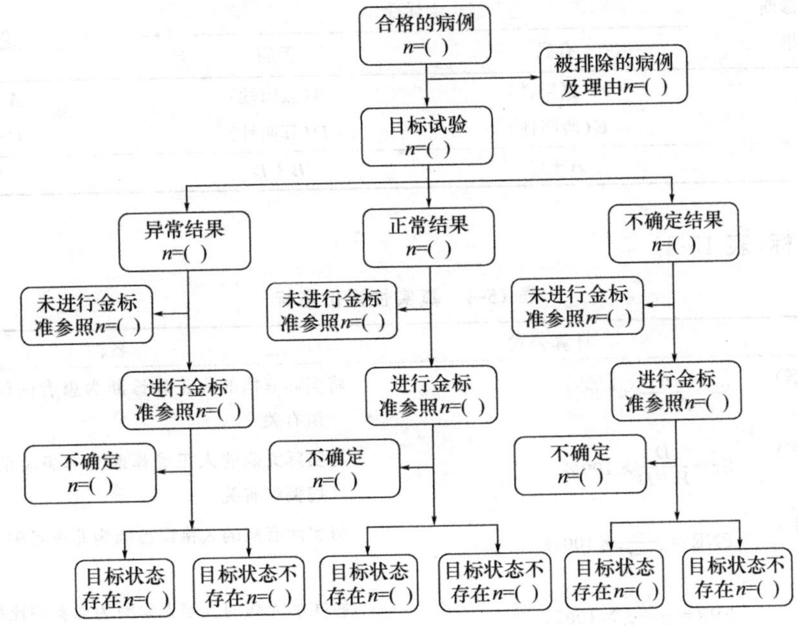

图 15-4 诊断试验研究流程图

(STARD 筹备委员会 2000 年 9 月在荷兰阿姆斯特丹举行的共识会议上形成的流程图)

第三节 诊断试验常用的评价指标

诊断试验常用的评价指标见图 15-5。

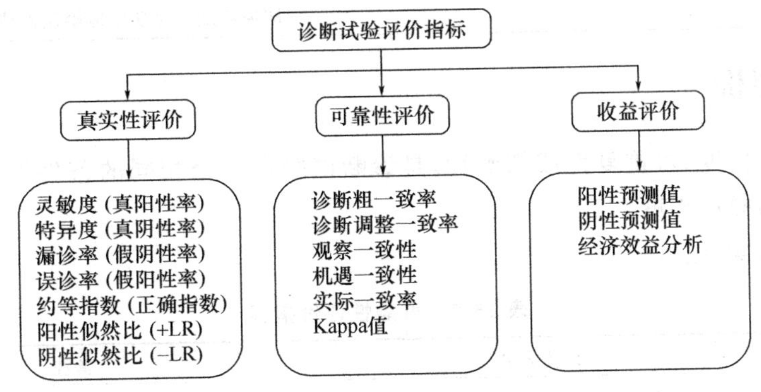

图 15-5 诊断试验评价指标

一、真实性评价

真实性又称效度、准确性,是指诊断试验所获得的测量值与实际值的符合程度。

(一) 资料整理四个表(表 15-3)

表 15-3 诊断试验评价四格表

待评价的诊断试验结果	金标准		合计
	有病	无病	
阳性	A(真阳性)	B(假阳性)	$A+B$
阴性	C(假阴性)	D(真阴性)	$C+D$
合计	$A+C$	$B+D$	N

(二) 评价指标(表 15-4)

表 15-4 真实性评价指标

评价指标	计算公式	备注
灵敏度(真阳性率)	$\text{Se}=\frac{A}{A+C}\times 100\%$	将实际有病的人正确诊断为患者的能力,只与病例组有关
特异度(真阴性率)	$\text{Sp}=\frac{D}{B+D}\times 100\%$	将实际无病的人正确诊断为非患者的能力,只与非病例组有关
漏诊率(假阴性率)	$\text{PNR}=\frac{C}{A+C}\times 100\%$	将实际有病的人错误诊断为非患者的比率
误诊率(假阳性率)	$\text{FPR}=\frac{B}{B+D}\times 100\%$	将实际无病的人错误诊断为患者的比率
约等指数(正确指数)	$\text{Y}=\text{Se}+\text{Sp}-1$	把灵敏度和特异度结合起来综合评价诊断试验真实性的指标
似然比(LR)	$+\text{LR}=[A/(A+C)/B/(B+D)]$=灵敏度/(1-特异度) $-\text{LR}=[C/(A+C)/D/(B+D)]$=(1-灵敏度)/特异度	反映灵敏度和特异度的复合指标,诊断试验结果阳性有病的概率可以通过似然比表示,分为阳性似然比和阴性似然比两种
ROC 曲线下面积	(略)	以假阳性率(即 1-特异度)为横坐标、以真阳性率(即灵敏度)为纵坐标绘制而成

二、可靠性评价

可靠性又称信度、可重复性或精确性,是诊断试验在完全相同的条件下,进行重复操作获得相同结果的稳定程度。

(一) 评价指标(表 15-5)

表 15-5 可靠性评价指标

评价指标	计算公式	备注
诊断粗一致率(观察一致率)	$=\frac{A+D}{A+B+C+D}\times 100\%$	待评价的诊断试验正确诊断患者和非患者的能力
诊断调整一致率	$=\frac{1}{4}\left(\frac{A}{A+B}+\frac{A}{A+C}+\frac{D}{C+D}+\frac{D}{B+D}\right)\times 100\%$	
机遇一致性	$=\frac{(A+B)(A+C)+(C+D)(B+D)}{(A+B+C+D)^2}\times 100\%$	
实际一致率	=(观察一致率)-(机遇一致性)	

续表

评价指标	计算公式	备注
Kappa 值	$=\frac{2(AD-BC)}{(A+B)(B+D)+(A+C)(C+D)}$或 $=\frac{\text{实际一致率}}{\text{非机遇一致率}}=\frac{\text{观察一致率}-\text{机遇一致性}}{1-\text{机遇一致性}}$	$K=-1$：两种诊断方法的判断完全不一致 $-1<K<0$：观察一致率比机遇造成的一致率还小 $K=0$：观察一致率完全由机遇所致 $0<K<1$：观察的一致程度大于机遇一致的程度 $K=+1$：两种诊断方法的判断完全一致

(二) 影响诊断试验可靠性的因素（表 15-6）

表 15-6　诊断试验可靠性的影响因素

影响因素	具体内容
受试对象生物学变异	各种生理、生化测量值均随测量时间、条件等变化而不断变化，如同一个人血压值在冬天、夏天、上午、下午有可能不同
观察者的变异	不同观察者之间的变异和同一个观察者在不同时间、不同条件下重复检查同一样本时所得到的结果有可能不一致
诊断方法或实验室条件	试验的环境条件，如温度、湿度等，试剂与药品的质量及配制方法等

三、收益评价

(一) 经济效益评价（表 15-7）

成本包括试验所花费的全部费用，狭义的成本只包括直接或间接费用，而广义的成本除了包括狭义的成本外还包括参加试验而造成的工作损害，漏诊、误诊造成的损害等。

表 15-7　经济效益的分析指标

分析指标	具体内容
成本效益分析	诊断所取得的经济效益
成本效果分析	通过诊断试验所取得的社会效益，如延长了寿命，提高了生命质量等。效果的评价带有一定的主观性，并与当时当地的社会经济有关
成本效用分析	成本效果分析的进一步发展到结果。健康改善情况用“质量调整人年，QALYs”来衡量；疾病负担可用“生命伤残调整年，DALYs”或“生命质量指数，PQLI”来衡量等

(二) 预测值评价

预测值又称诊断价值，它表示试验结果的实际临床意义。它是指在已知试验结果（阳性或阴性）的条件下，估计受检者患病和不患病可能性的大小的指标（表 15-8）。

表 15-8　预测值的分类

分类	定义	计算公式
阳性预测值	诊断试验阳性者中真正患病（真阳性）的概率	阳性预测值$=\frac{A}{A+B}\times 100\%$
阴性预测值	诊断试验阴性者中真正无病（真阴性）的概率	阴性预测值$=\frac{D}{C+D}\times 100\%$

需要注意的是预测值只能用在与诊断试验研究相似的条件时，社区的标准不能被盲目

地用于临床，大医院的标准也可能不适合于小医院。由于诊断试验的预测值是横向比较，受患病率的影响，临床医生在临床循证时，不能盲目套用文献中的预测值来作临床决策。

四、不同评价指标的相互关系

（一）灵敏度和特异度

一个理想的诊断试验灵敏度、特异度均应接近100%。但在实际工作中很难达到。提高灵敏度（或特异度），必然降低特异度（或灵敏度）。对于一项诊断试验，可以通过调整诊断界点提高灵敏度或特异度（图15-6）。

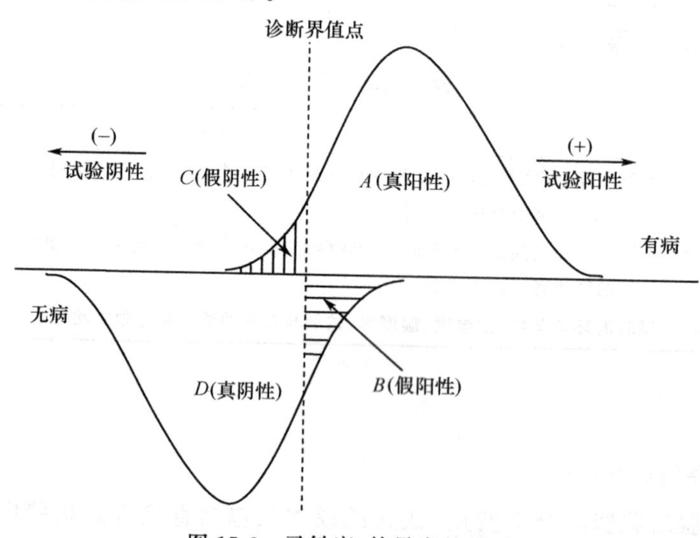

图15-6　灵敏度、特异度的关系

横轴上面是有患者群，横轴下面是无患者群；纵轴（诊断界点）右侧是诊断试验结果为阳性人群，纵轴（诊断界值点）左侧是诊断试验结果为阴性人群。诊断试验结果为阳性者并不一定是有患者群，因为存在假阳性（误诊）；诊断试验结果为阴性者并不一定是无患者群，因为存在假阴性（漏诊）。

（二）诊断标准（诊断界值）的选择原则（图15-7）

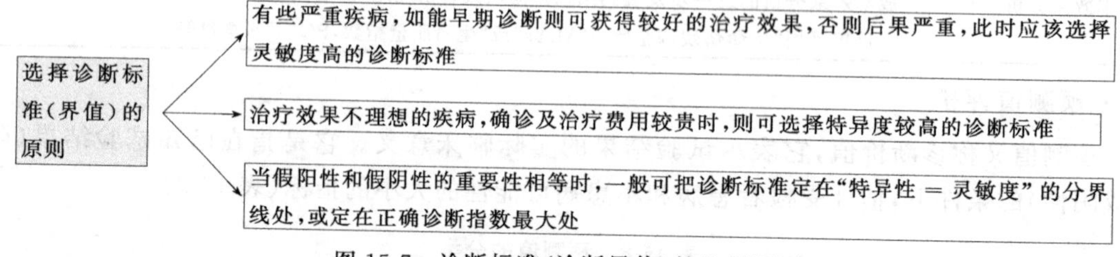

图15-7　诊断标准（诊断界值）的选择原则

（三）预测值与灵敏度、特异度、患病率的关系

（1）当患病率固定时，阳性预测值与特异度成正比，阴性预测值与灵敏度成正比。即灵敏度越高的试验，阴性预测值越高；反之特异度高的试验，阳性预测值越高。一般而言，特异度对阳性预测值的影响明显大于灵敏度（图15-8）。

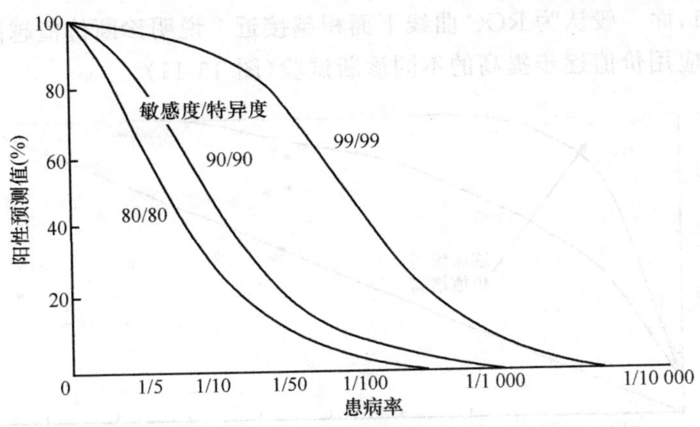

图 15-8　阳性预测值与灵敏度、特异度和患病率的关系

(2) 当灵敏度和特异度一定时，阳性预测值随患病率的上升而上升，阴性预测值随患病率的上升而下降，且阳性预测值的上升速度快于阴性预测值的下降速度，说明患病率对阳性预测值的影响更明显(图 15-9)。

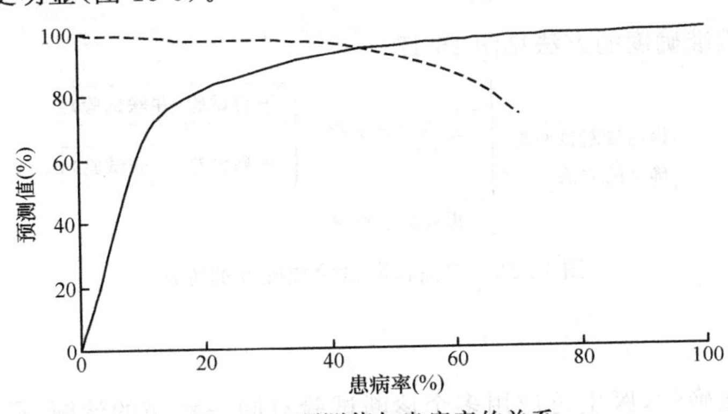

图 15-9　预测值与患病率的关系

图中实线为阳性预测值曲线，虚线为阴性预测值曲线

五、ROC 曲线下面积

ROC 曲线又称受试者工作特征曲线，它是以假阳性率(即 1－特异度)为横坐标、以真阳性率(即灵敏度)为纵坐标绘制而成(图 15-10)。ROC 曲线下面积(AUC 记为 A)实际的取

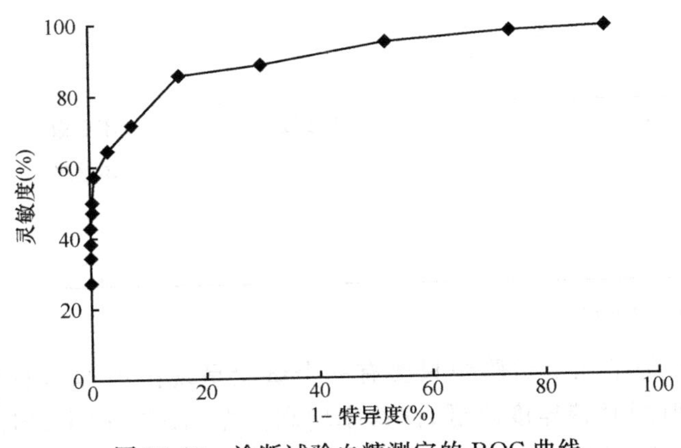

图 15-10　诊断试验血糖测定的 ROC 曲线

值范围为 0．5～1，而一般认为 ROC 曲线下面积越接近 1 说明诊断价值越高。曲线 B、C 和 D 分别表明临床应用价值逐步提高的不同诊断试验（图 15-11）。

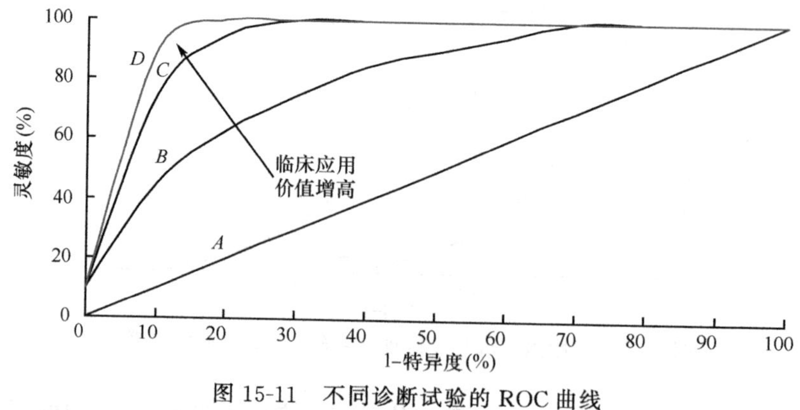

图 15-11　不同诊断试验的 ROC 曲线

第四节　提高诊断试验准确度的方法

提高诊断试验准确度的方法见图 15-12。

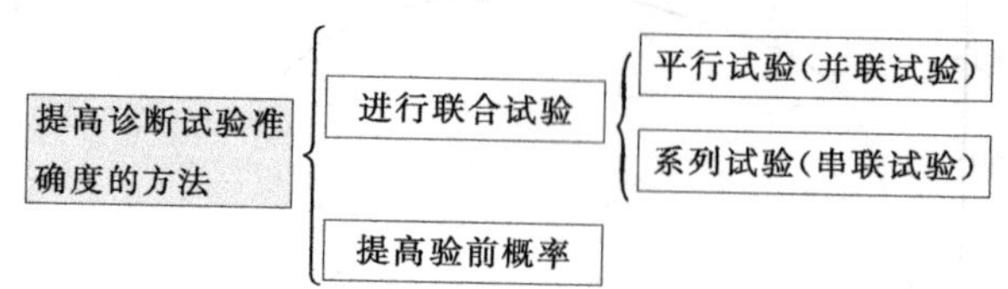

图 15-12　提高诊断试验准确度的方法

一、联合试验

为提高诊断准确性，医生可应用多个诊断试验对同一疾病的诊断，通常采用两个或两个以上的诊断试验，根据每个试验的结果来综合判断最后诊断的结果（表 15-9）。

表 15-9　联合试验的判断方法

联合试验	试验 A	试验 B	试验 C	试验结果
平行（并联）	+	−	−	+
	+	+	−	+
	+	+	+	+
	−	−	−	−
系列（串联）	−	不必做	不必做	−
	+	−	不必做	−
	+	+	−	−
	+	+	+	+

（一）平行试验（并联试验）

平行（并联）试验是指几个试验中只要有一个试验呈现阳性即诊断为阳性。其灵敏度增高，漏诊率降低；但同时特异度降低，误诊率增高。在临床工作中，当医生需要迅速对疾病做出诊断时，可采用并联试验。实行并联试验的模型图详见图 15-13。

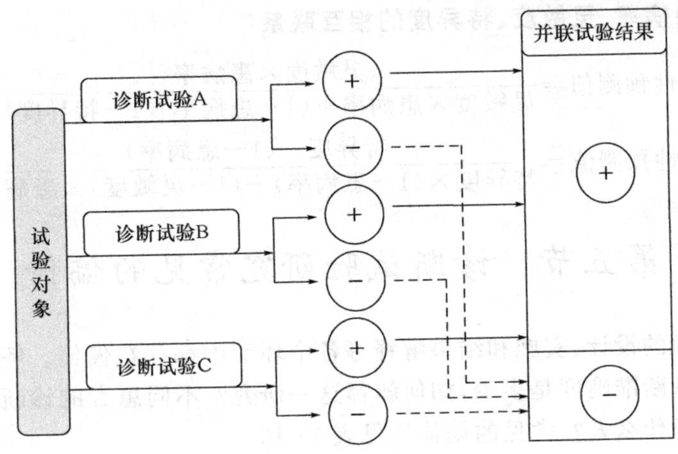

图 15-13　并联试验的运行模式

(二) 系列试验(串联试验)

系列试验(串联)是指几个试验中有一个阴性即诊断为阴性,全部阳性才判为阳性。其优点是特异度增高,误诊率降低;缺点是灵敏度降低,漏诊率增高。该方法主要应用于慢性病的诊断,当误诊会造成严重后果时,应该用串联试验。实行串联试验的模型图详见图15-14。

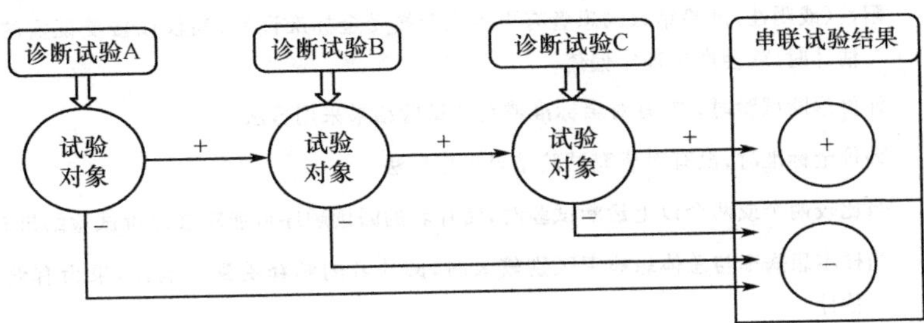

图 15-14　串联试验的运行模式

二、提高患病率(验前概率)

患病率(验前概率)是在做诊断试验之前,患者患某病的概率。

(一) 诊断试验的基本性质(灵敏度和特异度)不变时患病率与预测值的关系(图 15-15)

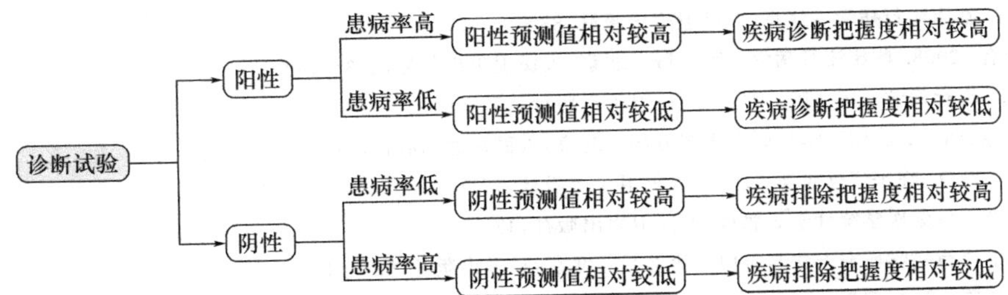

图 15-15　诊断试验的基本性质(灵敏度和特异度)不变时患病率与预测值的关系

(二) 预测值与患病率、灵敏度、特异度的相互联系

$$阳性预测值=\frac{灵敏度\times患病率}{灵敏度\times患病率+(1-患病率)(1-特异度)}$$

$$阴性预测值=\frac{特异度\times(1-患病率)}{特异度\times(1-患病率)+(1-灵敏度)\times患病率}$$

第五节　诊断试验研究常见的偏倚

一项诊断试验的设计、实施和结果解释等各个环节中都存在偏倚。解释诊断试验结果时要考虑估计的诊断准确度是多少，如何解释这一研究？不同患者的诊断准确度是怎样的不同？结果应用于什么人？常见的偏倚详见表 15-10。

表 15-10　诊断试验研究中常见的偏倚

偏倚	描述
选择偏倚	样本成员受额外因素的影响，研究样本不代表目标总体
频谱偏倚	研究样本不包括患者特征的完整频谱
不完善金标准偏倚	参照试验并非 100%准确
全面检查偏倚	诊断试验结果对后续建立患者诊断所做的临床全面检查有影响
合并偏倚	接受评价的诊断试验结果，被完全或部分合并成确诊依据
证实偏倚	阳性(或阴性)试验结果的患者有更多机会接受金标准证实；当仅以接受证实的患者进行准确度估计时，就会产生证实偏倚
试验评阅偏倚	评价诊断试验时，没有对金标准或竞争试验结果采用盲法
诊断评阅偏倚	评价金标准时，没有对研究试验结果采用盲法
阅读顺序偏倚	当比较两个或两个以上诊断试验时，阅片者的阅读顺序可能对被评价试验结果有影响
背景偏倚	当样本患病率与总体患病率区别较大时，阅片者的解释受到影响，结果为有偏倚的试验准确度估计

(阿布都沙拉木·依米提)

参 考 文 献

陈坤，陈忠. 2011. 医学科研方法. 北京：科学出版社，231～249

黄悦勤. 2002. 临床流行病学. 北京：人民卫生出版社，98～114

李立明. 2002. 流行病学进展. 第 10 卷. 北京：北京医科大学出版社，291～322

李立明. 2011. 临床流行病学. 北京：人民卫生出版社，83～95

王家良，王滨有. 2008. 临床流行病学. 第 3 版. 北京：人民卫生出版社，173～188

王建华. 2008. 流行病学. 第 7 版. 北京：人民卫生出版社，85～98

王宇明，朱长连. 2004. 临床医学科研程序与方法. 北京：人民军医出版社，91

闫永平，陈薇. 2009. 临床流行病学. 北京：人民卫生出版社，127～142

宇传华译. 2005. 诊断医学统计学. 北京：人民卫生出版社，42～71

赵仲堂. 2008. 流行病学研究方法与应用. 第 2 版. 北京：科学出版社，58～61

郑全庆. 2007. 临床流行病学. 西安：西安交通大学出版社，148～165

第十六章 临床治疗性试验研究

第一节 临床治疗性试验研究的决策基础

一、确定临床研究的目的

临床治疗性试验研究目的通常要具体、明确。即研究者所研究的课题究竟要解决什么临床问题,要达到什么样的治疗目的?

二、临床治疗性试验的决策基础(图 16-1)

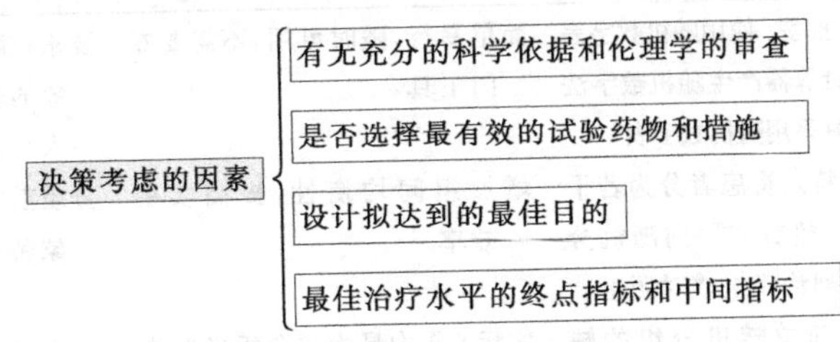

图 16-1 临床决策考虑的因素

第二节 临床治疗性试验设计

一、选择合理的试验设计方案的原则(图 16-2)

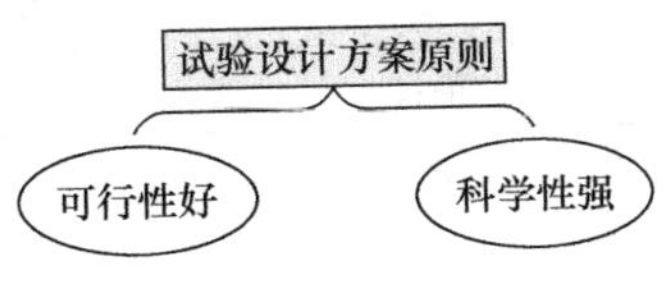

图 16-2 试验设计方案的原则

二、选择合适的研究对象(图 16-3)

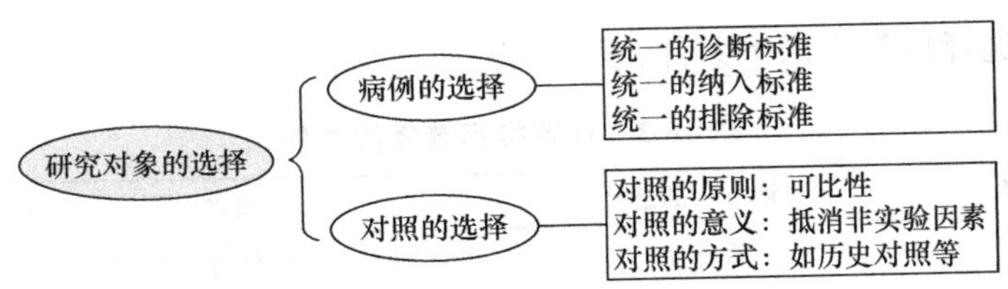

图 16-3 病例和对照的选择原则

三、随机化分组、盲法的选择和疗效指标的测定

（一）随机化分组

1. 形式（图 16-4）

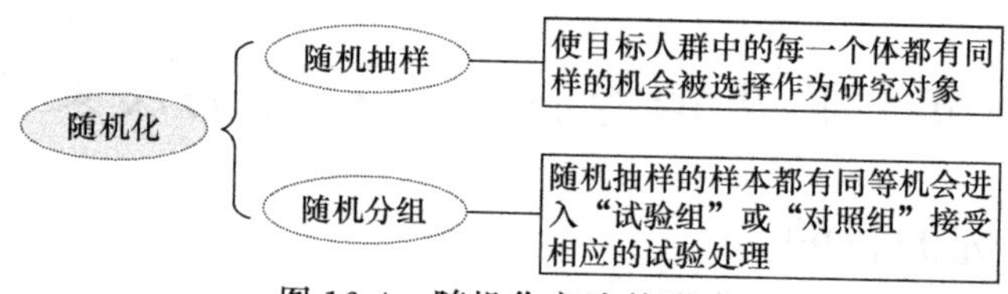

图 16-4 随机化方法的形式

2. 分组方法及优缺点（表 16-1）

表 16-1 临床常见的随机分组方法

随机分组方法	方法	优点	缺点
简单随机化分组	有掷硬币、抽签、使用随机数字表和袖珍计算器产生随机数字法等。最好采用随机数字表	简单易行，随时可用，不需要专门工具	要求在随机分组前抄录全部研究对象的名单并编号研究对象，数量大时，工作量大，有时难以做到
分层随机化分组	根据病情特点将患者分为若干试验层，然后在层内随机分配患者到治疗组或对照组	增加组间均衡性，提高实验效率	分组前需要有一个完整的研究对象名单
整群随机分组	可以克服简单随机分组的缺点，任何时候，试验组(A)与对照组(B)的患者数均平衡	实际工作中易为群众所接受，抽样和调查比较方便，节约人力、物力，因而多用于大规模调查	抽样误差大，分析工作量大

（二）盲法的选择（表 16-2）

表 16-2 三种不同盲法的形式

对象	盲法的形式		
	单盲	双盲	三盲
受试对象	×	×	×
观察者	√	×	×
资料收集分析者	√	√	×
试验设计者	√	√	√

“×”表示不知道谁被分配到了试验或对照组，“√”表示知道谁被分配到了试验组成或对照组

（三）疗效测量的指标

测量指标的选择应符合以下条件（表 16-3）。

表 16-3 疗效指标选择的条件

测量指标的选择	测量方法的选择	测量时间和空间的限定
关联性 客观性	敏感性 特异性 重复性 实用性	在时间上，要考虑测量时间、时间间隔和持续时间等因素，并做出明确规定。在空间上，抽取标本的部位是否恰当，对测量结果的影响很大，所以有必要对抽取的标本部位做出规定

四、试验干预措施的标准化(图 16-5)

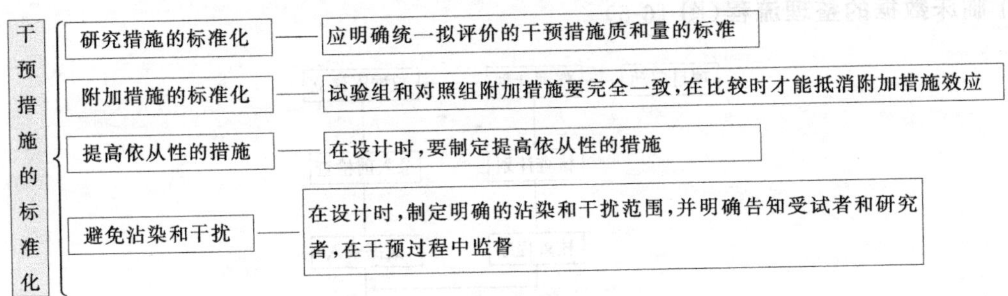

图 16-5 干预措施的标准化

第三节 临床资料的收集、整理和分析

一、临床资料的收集

(一) 基本要求(表 16-4)

表 16-4 临床研究资料收集的基本要求

基本要求	具体内容
及时性	对来自对患者情况的观察,数据能及时地被记录于医疗档案是首要的要求。及时记录的数据能反映患者即时的病情,可避免补记时由于回忆所造成的误差
完整性	收集所有研究对象的全部数据,一方面是要按临床观察表格的要求全部填写数据,另一方面是收集全部研究对象的资料,尽量保证临床表格的各项目都全部填写,才能使收集的数据具有完整性
准确性	为了准确可靠地收集数据,应该做到以下几点:①设计的临床观察表格应有较好的可操作性,应尽量采用计量化的指标,对软指标也应尽可能地做适当的量化;②保持实验室条件诸如仪器、检测环境、检测方法和操作人员的相对恒定,制定严格的实验室质量控制措施;③临床资料收集者需经过一定的培训,熟悉资料填写要求和注意事项,掌握资料的收集方法

(二) 收集方法(表 16-5)

表 16-5 临床资料收集的基本方法

收集方法	具体内容
日常工作记录	包括日常医疗档案的记录,如病情记录、治疗记录和护理记录等。一般多数是每天记录一次或一次以上,直接反映病情的变化、转归,是临床研究的基本资料来源
专题研究调查表格	根据研究目的和实际操作的可行性而制定的调查表格,专为收集研究资料,因而可以较为全面和客观地收集资料
实验室检测报告	包括影像学、实验室检测、细胞生物学检测等资料,为临床诊断、疗效评价和预后评价的客观依据

二、临床资料的整理

(一) 基本要求

为了达到数据管理的目的,以便及时核查发现问题和纠正错漏之处,所有涉及数据管理的过程包括录入、核对、出现的错漏、修改应该记录在案，以备在万一出现问题时能追查发生于哪个环节，得到及时纠正。

(二) 临床数据的整理流程(图 16-6)

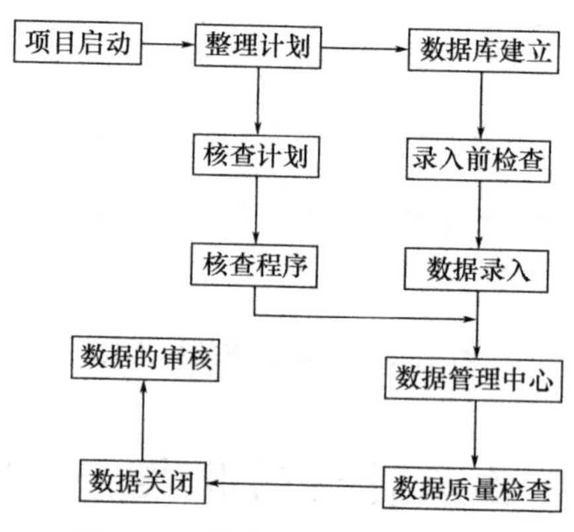

图 16-6　临床数据的整理流程

三、临床资料的分析(图 16-7)

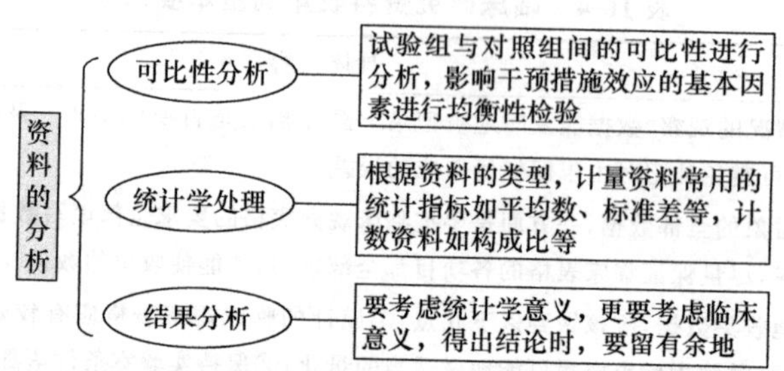

图 16-7　临床资料分析的内容

第四节　临床治疗性试验的质量控制

一、临床治疗性试验的质量控制(图 16-8)

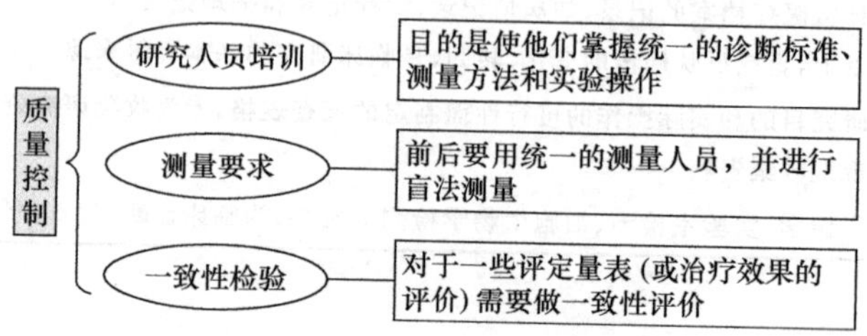

图 16-8　临床治疗性试验的质量控制办法

二、临床治疗性试验应注意的事项（表 16-6）

表 16-6　临床治疗性试验注意事项

注意事项	具体内容
临床的依从性	依从性不仅限于患者，也包括研究的执行人员。提高依从性的措施：加强宣传教育；提高医疗技术水平；改进管理、方便患者就医；社会及家庭的支持
沾染与干扰	沾染是指对照组患者额外的接受了试验组的药物，从而人为造成一种夸大对照组疗效的现象。沾染可使观察组与对照组的组间差异缩小。我们把观察组使用或误用与观察药物有协同作用的药物称之为干扰，可加大观察组与对照组的组间差异
安慰剂效应	常给对照组安慰剂与观察药物进行比较，目的是避免主观因素产生偏倚，安慰剂效应可使观察组和对照组的组间差异缩小，与心理作用有关
霍桑效应	受试对象受到特别的注意而更多地向医生报告好的结果，实际治疗本身带来的效益并没有那么多，这种现象称为霍桑效应。可能夸大观察组与对照组的组间差异。如果设立对照组并采用盲法，可避免霍桑效应对结果的影响
伦理学问题	知情同意原则、有益无害原则、公正原则
减少数据缺失	由于患者不够合作或疏忽而未参加所有的随访时会导致数据缺失。在数据分析时，对试验中退出治疗的患者也应进行数据分析，这样会减少数据信息的损失，使治疗的效果更可靠，这种统计学分析为意向分析法

（朱俊宇　朱　琳）

参 考 文 献

李立明．2007．流行病学．第 6 版．北京：人民卫生出版社

李立明．2006．流行病学研究实例．第 4 卷．北京：人民卫生出版社

沈福民．2001．流行病学原理与方法．第 3 版．上海：上海医科大学出版社

王家良．2008．临床流行病学．第 3 版．北京：人民卫生出版社

王建华．2004．流行病学．第 6 版．北京：人民卫生出版社

袁聚祥．2009．流行病学（案例版）．北京：科学出版社

郑玉建．2007．预防医学．北京：科学出版社

Fletch. 2005. Clinical epidemiology. 4th ed. New York：Williams and Wilkins

Leon G. 2004. Epidemiology. 3rd Ede. New York：Elsevier Inc. USA

Sackett DL. 1992. Clinical Epidemiology：A basis science for clinical medicine. 2nd ed. Boston：Little Brown

第十七章　疾病预后的研究

第一节　疾病预后研究的相关概念

一、疾病预后及其研究(图 17-1)

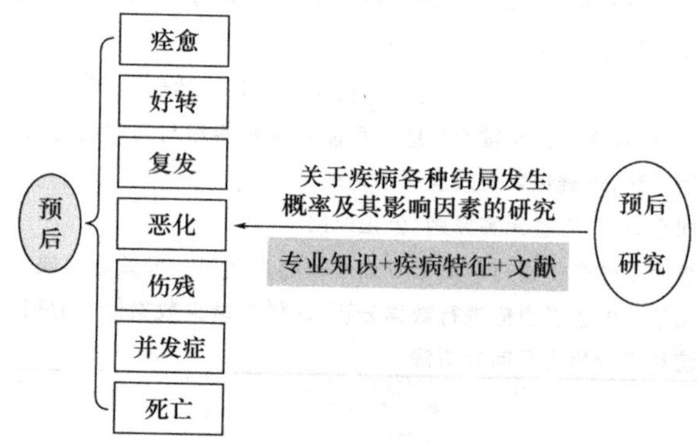

图 17-1　疾病预后及其研究的概念

二、疾病的自然史(图 17-2)

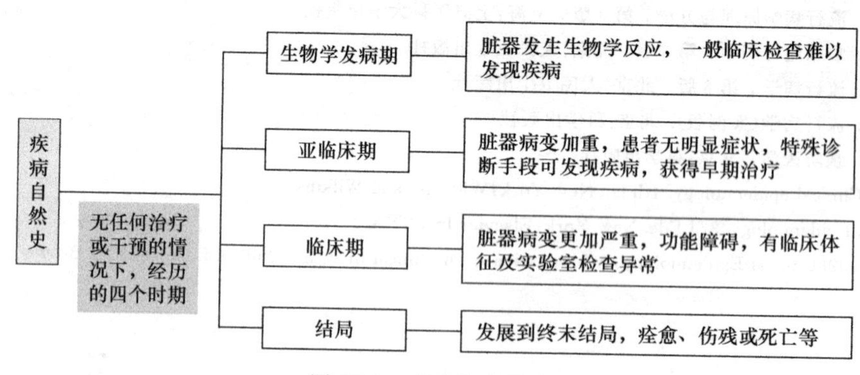

图 17-2　疾病的自然史

三、预后因素

(一) 概念(图 17-3)

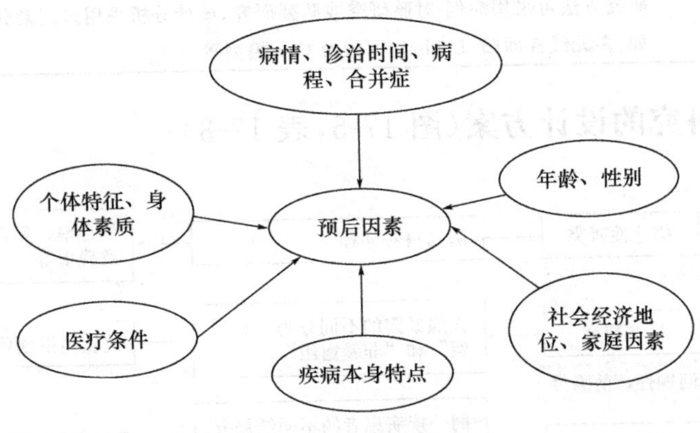

图 17-3　预后因素的概念

(二) 预后因素与危险因素的区别与联系(表 17-1,图 17-4)

表 17-1　危险因素与预后因素的区别

因素	区别			
	研究对象	指标	发生率	结果
预后因素	患者	影响疾病结局的因素	相对频繁	临床统计疾病的不同结局
危险因素	健康人	增加发病危险的因素	低概率	流行病学调查疾病的发生

危险因素与预后因素的联系
- 某因素是疾病的危险因素,而与该疾病的预后关系不大
- 某因素是疾病的预后因素,而与该疾病的发生无关
- 某因素对危险和预后有相似作用,即可能是某疾病的危险因素,又可能是该疾病的预后因素

图 17-4　危险因素与预后因素的联系

第二节　疾病预后研究方法

一、疾病预后研究的分类(表 17-2)

表 17-2　疾病预后研究的分类

分类	内容
疾病预后的评价	通过长期随访获得的资料计算预后的判断指标 如:死亡率、治愈率、缓解率、复发率、残疾率、生存率等
寻找预后因素	研究方法和疾病危险因素的研究方法相似。 首先通过查阅文献、病例总结等筛选出相关因素,然后通过病例-对照研究,以及进一步进行前瞻性队列研究加以论证,从而确定是否为预后因素

续表

分类	内容
建立预后的预测模型	以方程的形式建立预后模型，通过计算来预测患者发生某种结局的概率。研究方法可采用病例-对照研究或队列研究，统计分析采用多因素分析方法如：多元线性回归、Logistic 回归及 Cox 模型等

二、疾病预后研究的设计方案（图 17-5，表 17-3）

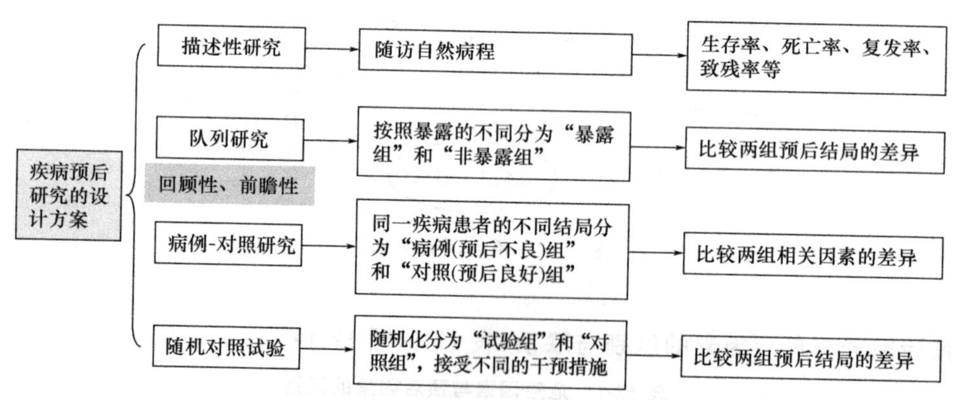

图 17-5 疾病预后研究的设计方案

表 17-3 疾病预后研究中的注意事项

注意事项	具体内容
零点时间	研究设计时明确规定观察的起始点，且两个队列中采用同一起始点，尽可能选择起始队列
研究对象来源	具有代表性，能代表目标疾病患者群
研究对象分组	非研究因素均衡分布在两组中
随访	随访时间足够长，随访间隔要合理，结局具有客观的判断标准，盲法观察
失访	失访率大于开始队列成员的 10%应引起注意，如果大于 20%则研究结果可能没有参考价值

三、疾病预后因素的分析方法（图 17-6）

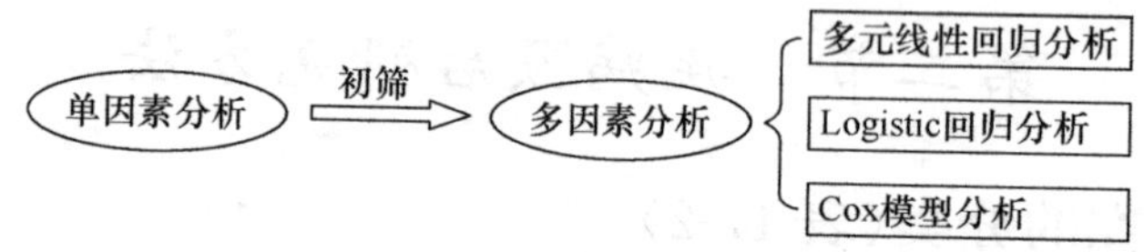

图 17-6 疾病预后因素的分析方法

具体计算方法详见第九章。

第三节　疾病预后的评定方法

一、描述疾病预后的常用指标(表 17-4,图 17-7)

表 17-4　评价疾病预后的常用指标

指标	计算公式	应用	注意事项
病死率	$\frac{\text{死于该病的患者人数}}{\text{患某病的患者总人数}}\times 100\%$	短期内可引起死亡的疾病	年龄、性别、病情等方面的可比性及失访偏倚
治愈率	$\frac{\text{患某病治愈的患者人数}}{\text{患该病接受治疗的患者总人数}}\times 100\%$	病程短而不易引起死亡的疾病	
缓解率	$\frac{\text{治疗后进入临床消失期的患者人数}}{\text{接受该治疗的总患者人数}}\times 100\%$	病程长、死亡率低的疾病	
复发率	$\frac{\text{复发的患者例数}}{\text{接受观察的总患者例数}}\times 100\%$	病程长、死亡率低的疾病	
致残率	$\frac{\text{病残人数}}{\text{调查人数}}\times 100\%$	病程长、死亡率低的疾病	
生存率(np_0)	$\frac{\text{活满 } n \text{ 年的病例数}}{n \text{ 年观察的总病例数}}\times 100\%$	病程长、易致死的疾病	n 为随访年限,p 为生存率,0 为观察起点

疾病预后指标计算的注意事项

①具有明确的观察期限,或全部观察对象出现某种结局为止

②明确记录终止随访的原因,如患者出现失效事件或失访

③明确各指标计算的起点,上述各率的计算,都应规定将病程的某一点作为零点

④两个率或多个率进行比较时必须在同质的情况下进行

图 17-7　疾病预后指标计算的注意事项

二、生存分析

(一) 生存分析及相关概念(图 17-8,图 17-9,表 17-5)

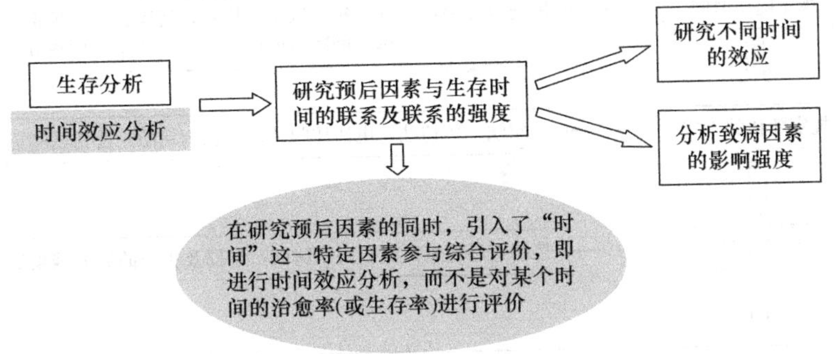

图 17-8　生存分析的概念

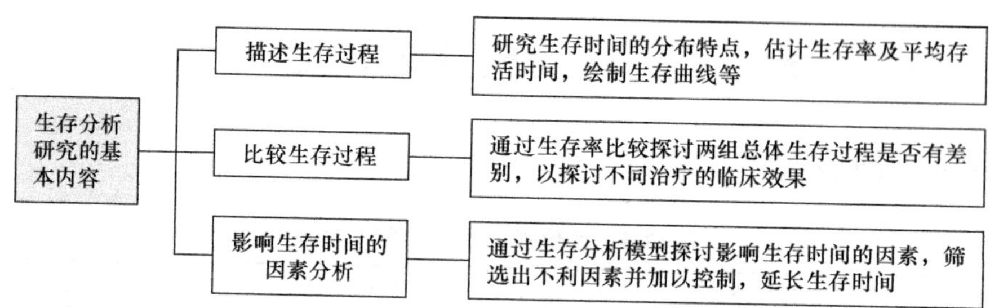

图 17-9 生存分析研究的基本内容

表 17-5 生存分析相关概念及含义

概念名称	含义
起始事件(起点事件)	反映生存时间起始特征的时间，如疾病确诊，某种疾病治疗开始，开始戒烟，开始接触毒物等
失效事件(终点事件)	泛指处理措施失效的事件，根据研究目的确定
生存时间	为失效事件与起始事件之间的时间间隔，包括三个要素：即事件的起点、终点及时间的测度单位(小时、日、月、年等)
截尾值	在随访过程中，由于某种原因未能观察到患者的失效事件，所以不知道该患者的确切生存时间，此时的观察值就是一个截尾值，用符号“+”表示
生存率	指某个观察对象活过 t 时刻的概率，根据研究目的不同所规定的失效事件也不同，因此计算指标可以是生存率，也可以是缓解率、有效率等
死亡概率	指在某单位时段开始存活的观察对象在该时段内死亡的可能性大小
生存概率	表示在某单位时段开始时存活的观察对象到该时段时仍存活的可能性大小
生存曲线	以观察(随访)时间为横轴，以生存率为纵轴，将各个时间点所对应的生存率连接在一起的曲线图，平缓的生存曲线表示高生存率或较长生存期，陡峭的生存曲线表示低生存率或较短生存期
中位生存期	又称半数生存期，表示恰好有 50%的个体尚存活的时间，中位生存期越长，表示疾病的预后越好；中位生存期越短，预后越差

(二) 生存分析的基本步骤(图 17-10)

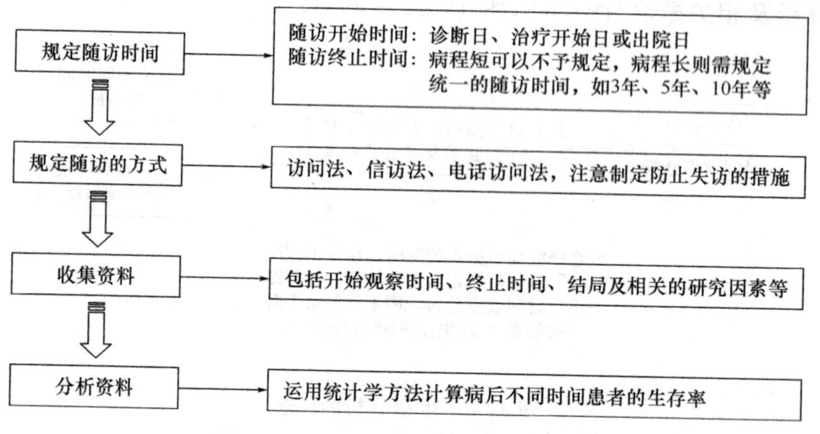

图 17-10 生存分析研究的基本步骤

(三) 生存分析的基本方法(表 17-6)

表 17-6　生存分析的基本方法及特点

分析方法	特点	常用统计方法
参数法	假定生存时间服从特定参数分布	指数分布法、对数正态回归分析法、对数 Logistic 回归分析法
半参数法	主要用于预后因素的分析,属于多因素分析方法	Cox 回归模型
非参数法	不考虑资料的分布形式	极限乘积法、寿命表法

(四) 生存率计算方法(表 17-7)

表 17-7　生存率的计算方法及特点

计算方法	特点
直接法(粗生存率法)	简单易算,病例多时,抽样误差小,可得到满意的结论,但若病例数较少时,抽样误差较大,可能出现后一年比前一年生存率高的不合理现象
间接法(寿命表法)	适用于大样本或无法准确得知研究结果出现时间的资料,要求观察例数>30 例,可以合理的处理结尾数据,充分利用全部生存数据的信息
极限乘积法(K-M 法)	主要用于小样本未分组资料,观察值的时间单位越小,则精确度越高

(五) 生存率比较(图 17-11)

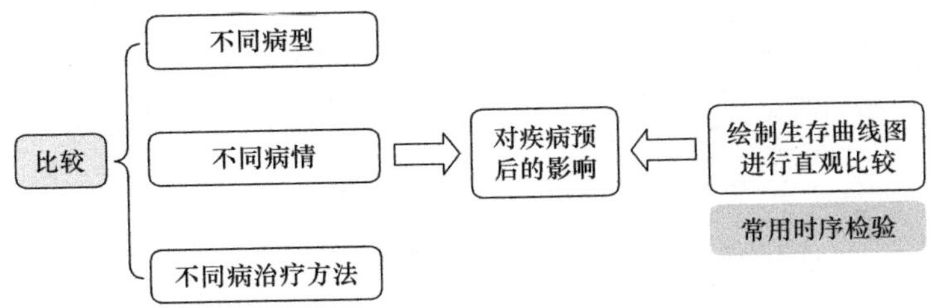

图 17-11　生存率比较

第四节　疾病预后研究中常见的偏倚

疾病预后研究中常见的偏倚见图 17-12。

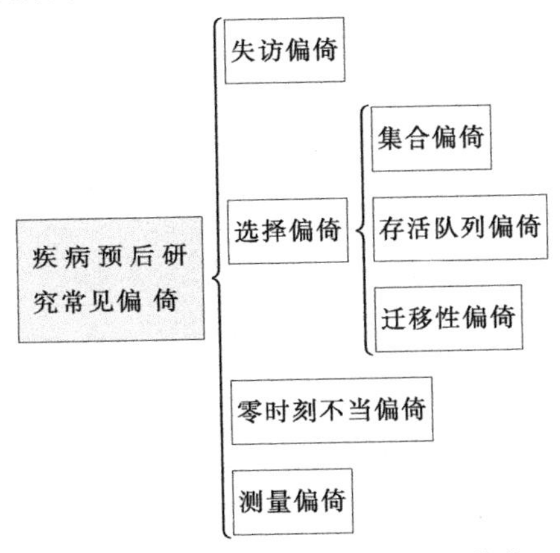

图 17-12　疾病预后研究中常见偏倚

（顾晓芬　朱　琳）

参考文献

方积乾．2004. 卫生统计学．第5版．北京:人民卫生出版社,368～383
梁万年．2004. 临床流行病学．北京:人民卫生出版社,113～125
罗家洪,薛茜．2008. 医学统计学．北京:科学出版社,398～315
王家良．2004. 临床流行病学．第2版．北京:人民卫生出版社
王家良．2009. 临床流行病学-临床科研设计、测量与评价．第3版．上海:上海科学技术出版社,336～344

第十八章　健康相关生存质量的研究

第一节　生存质量相关概念

一、生存质量(图 18-1)

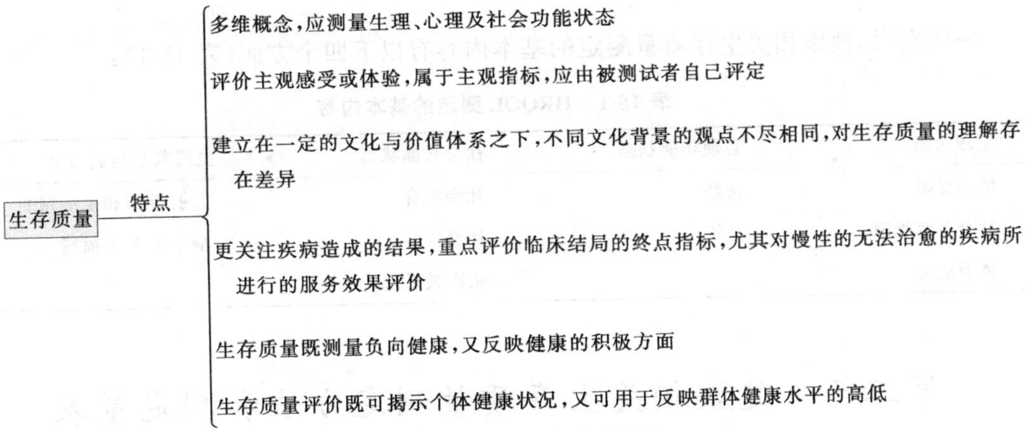

生存质量
特点
多维概念,应测量生理、心理及社会功能状态
评价主观感受或体验,属于主观指标,应由被测试者自己评定
建立在一定的文化与价值体系之下,不同文化背景的观点不尽相同,对生存质量的理解存在差异
更关注疾病造成的结果,重点评价临床结局的终点指标,尤其对慢性的无法治愈的疾病所进行的服务效果评价
生存质量既测量负向健康,又反映健康的积极方面
生存质量评价既可揭示个体健康状况,又可用于反映群体健康水平的高低

图 18-1　生存质量的概念及特点

生存质量的测量可以从以下三个层次进行(图 18-2):

总体
生存质量
个体的整体生存满意度及个人幸福感的总体感受，常用生存质量的合计评分或效用值表示
生存质量的主要维度
(生理、心理、社会、
宗教信仰、经济环境)
维度(生理、社会、环境等维度)
下的具体条目
测量条目，用以反映
生命质量的基本成分

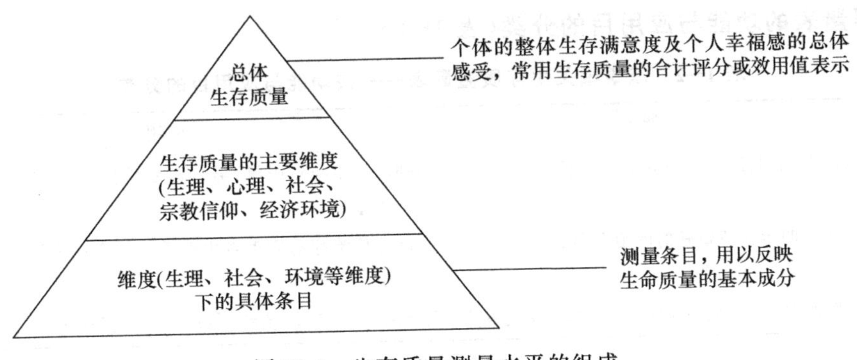

图 18-2　生存质量测量水平的组成

二、健康相关生存质量(图 18-3,18-4)

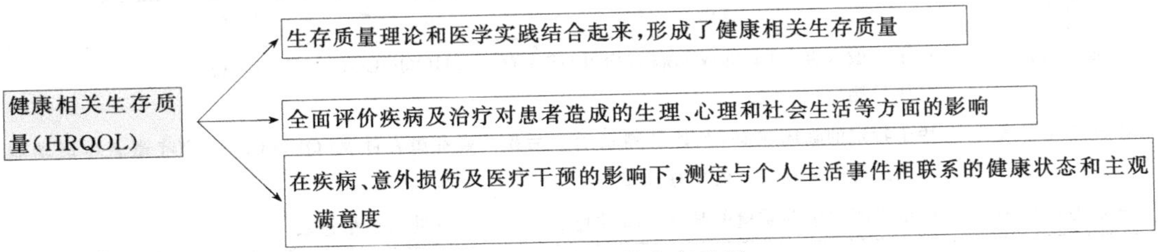

健康相关生存质量(HRQOL)
生存质量理论和医学实践结合起来,形成了健康相关生存质量
全面评价疾病及治疗对患者造成的生理、心理和社会生活等方面的影响
在疾病、意外损伤及医疗干预的影响下,测定与个人生活事件相联系的健康状态和主观满意度

图 18-3　健康相关生存质量

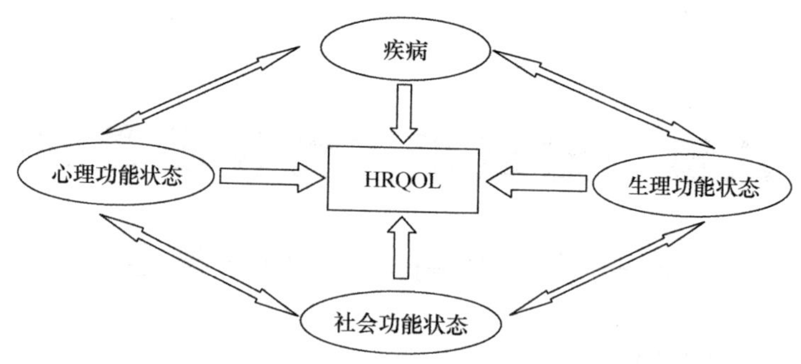

图 18-4 HRQOL 示意图

一般来说，健康相关生存质量测定的基本内容有以下四个方面（表 18-1）：

表 18-1 HRQOL 测定的基本内容

生理功能状态	心理功能状态	社会功能状态	主观判断与满意度
活动受限	情绪	社会整合	自身健康和生活判断
社会角色受限	意识	社会接触	满意度和幸福感
体力适度		亲密关系	

第二节 健康相关生存质量测定方法和测定量表

一、健康相关生存质量量表的分类

（一）按照量表的功能与应用目的分类（表 18-2）

表 18-2 健康相关生存质量量表——按功能与应用目的分类

分类	功能	应用
判别量表	横向上判别、区分出不同的受试者	判别治疗组与对照组、男性与女性间所存在的生存质量的个体差异
评定量表	纵向说明生存质量随时间变化的情况	通过评价治疗前后患者生存质量的变化来评定临床干预的效果
预测量表	根据评定的生存质量状况预测某些现象的发生	预测疾病的复发、治疗反应、疾病的预后等

（二）按照使用对象分类（表 18-3）

表 18-3 健康相关生存质量量表——按使用对象分类

分类	应用	举例
通用量表	用于一般人群（有病的或无病的均可）的生存质量测定	WHOQOL-100、SF-36、EQ-5D
疾病专用量表	用于特定的临床状态，尤其是测量治疗后疾病或健康问题负担的生存质量	癌症患者量表（QLQ-C30）、癌症患者生活功能指数（FLIC）
领域专用量表	侧重于测定生存质量的某一领域的量表	心理健康测量量表

(三) 按照评定者分类(图 18-5)

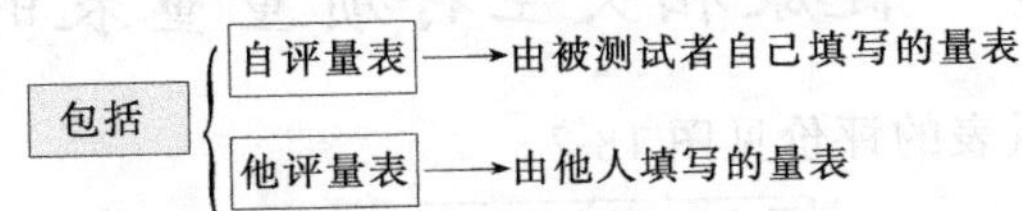

图 18-5　健康相关生存质量量表——按照评定者分类

(四) 按照评分的量表尺度分类(图 18-6)

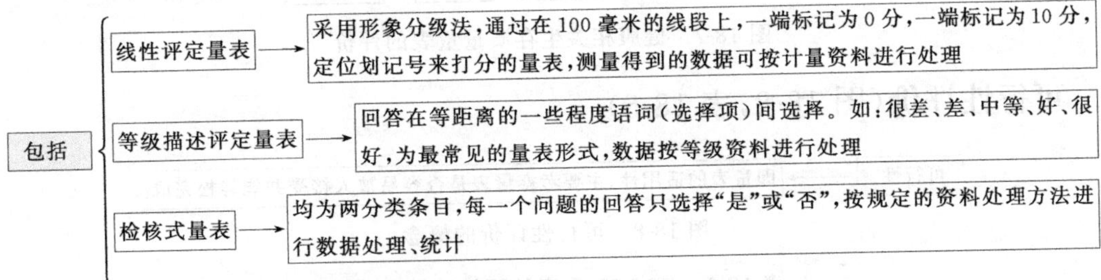

图 18-6　健康相关生存质量量表——按照评分的量表尺度分类

二、常见健康相关生存质量量表(表 18-4)

表 18-4　常见健康相关生存质量量表

量表名称	应用	特点
世界卫生组织生存质量测定量表(WHOQOL-100)	用于测量个体与健康有关生存质量的国际性普适量表	具有良好的信度、效度,同时具有跨文化的国际可比性
简明健康状况调查表(MOS SF-36)	以人群基线数据对普通人群进行生命质量评价,被广泛应用于普通人群的生命质量测定、临床试验效果评价及卫生政策评估等	由36 个问题构成的简易型调查问卷,且具有较好的信度、效度及可接受性
欧洲五维健康量表(EQ-5D)	用于测量健康结果的标准量表,可广泛使用在健康情况和治疗结果的测量中	采用一个单独的指数值对健康状态进行简明的描述性概括,往往用于卫生服务的临床经济学评价和人群健康调查
Karnofsky 个体机能状况量表(KPS 或 KPI)	用于测量患者日常生活的活动能力、工作能力、症状和失能状况	适用于被调查者不能清楚地回答问题而由其代理人来进行评价,测量简便易行,且具有良好的预测功能
健康质量量表(QWB)	用于评价有关患者日常生活活动,包括各种活动能力、生理活动、社会活动和症状/复合的健康问题	指标定义清楚、权重合理具有良好的内容效度、结构效度、校标效度和信度,是公认的标准量表之一
诺丁汉健康状况调查表(NHP)	用于评价不同人群(健康和患者)体验的健康状况与问题,及个体保健需求与保健效果	测量内容更接近常人所面临的问题,评价时,只需回答是与否,是广泛应用于自我评价的普适性量表
患病影响概况量表(SIP)	用于评价个体患病时对生理和情感功能的影响	侧重行为方面测量的健康状况调查问卷,避免了因感觉状态指标而产生的临床偏倚
日常生活功能指标(ADL)	广泛应用于评价慢性病的严重程度及治疗效果,并可预测某些疾病的发展及死亡率	量表很短,只对患者的洗澡、穿衣、上厕所、上下床等 6 种能力予以评价,通过调查员访谈按照是否需要帮助的程度分为三级进行测量,实用性较强
癌症患者生存质量核心量表(EORTC QLQ-C30)	用于评价各种癌症患者	具有良好的信度、效度和灵敏度,是一个跨文化、跨地区的量表
癌症患者生活功能指标(FLIC)	可用于癌症患者功能方面生存质量的自我测试,也可用于鉴定特异性功能障碍的筛检工具	量表特异性强,比较全面地评价了癌症患者的活动能力、执行角色功能、社会交往能力、情绪状态等,适用于预后较好的患者

第三节　健康相关生存质量量表的评价

健康相关生存质量量表的评价见图 18-7。

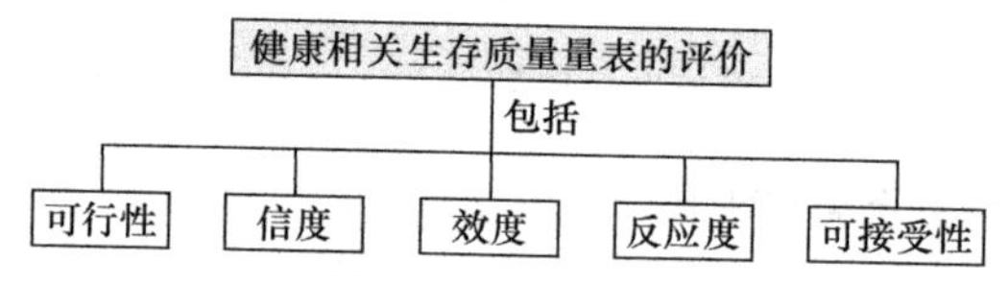

图 18-7　健康相关生存质量量表的评价

一、可行性评价(图 18-8,表 18-5)

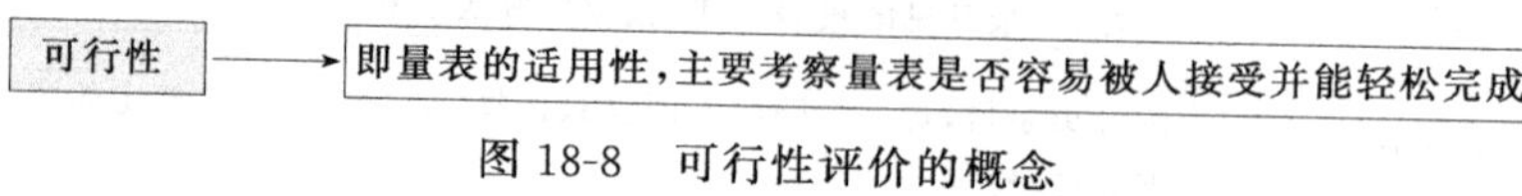

图 18-8　可行性评价的概念

表 18-5　HRQOL 量表的可行性评价指标

评价指标	定义	要求
量表的接受率	被评测群体对量表的接受程度,常以量表的回收率表示	达到 85%以上
量表的完成率	被测群体完成量表的情况	达到 85%以上
量表的完成时间	被测群体完成量表所需要的时间	20 分钟以内

二、信度评价(图 18-9)

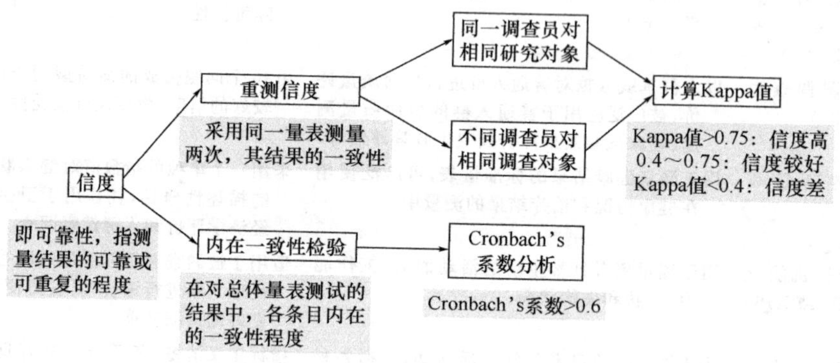

图 18-9　信度评价内容及方法

三、效度评价(图 18-10)

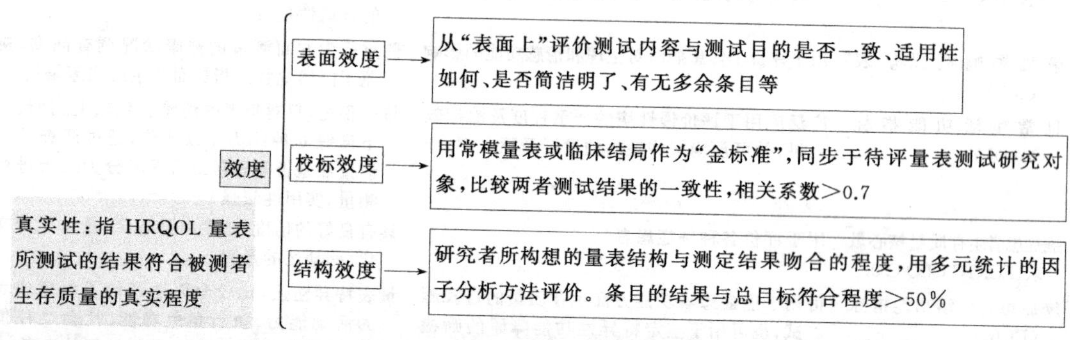

图 18-10　效度评价内容及方法

对于 HRQOL 量表要求信度与效度均好才具有实用价值，两者缺一不可(图 18-11)。

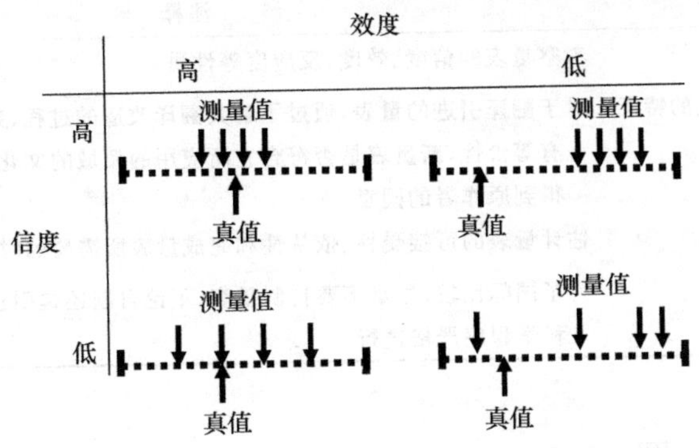

图 18-11　效度、信度综合评价图

四、反应度评价(图 18-12)

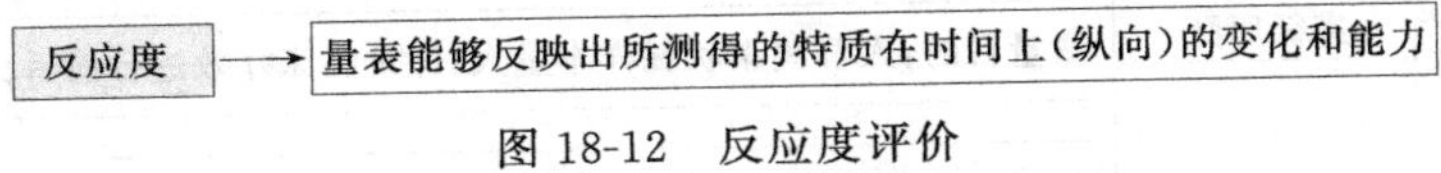

图 18-12　反应度评价

五、可接受性评价(图 18-13)

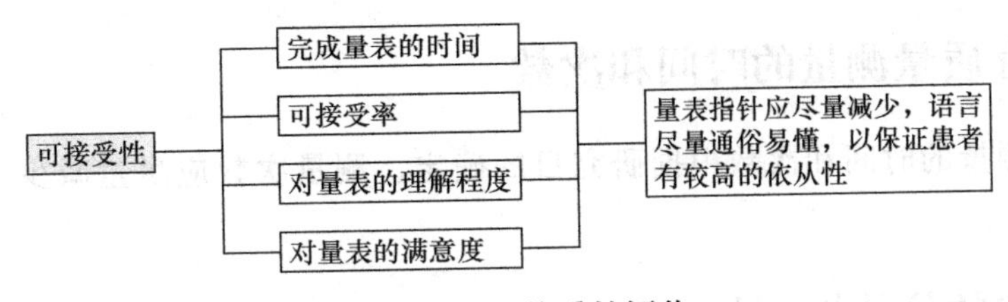

图 18-13　可接受性评价

第四节　健康相关生存质量研究的设计、实施和分析

一、根据研究目的选择评价对象(表 18-6)

表 18-6　健康相关生存质量研究对象的选择

研究目的	评价对象
选择最佳治疗方案	应用不同治疗方案的患者
评价投资效益	接受不同花费治疗的患者

二、量表的选择(表 18-7)

表 18-7　健康相关生存质量量表选择的注意事项

注意事项	注释
量表的用途和内容	了解量表测量的对象是否是本次研究所关心的主题；量表所调查的领域、方面是否涵盖了本次研究的内容

续表

注意事项	注释
量表的计量心理学性质	考察量表的信度、效度、反应度等性质
翻译量表的等价性和跨文化的特征	对于翻译引进的量表,通过了解其翻译改造的过程,判断新量表与原量表是否具有等价性,新量表是否符合它所应用的领域的文化背景,量表的翻译改造是否得到原作者的同意
量表的实用性	估计量表的可接受性、依从性和完成量表所需要的时间
自制及引进量表	为了国际比较,尽量不要自制量表,不论自制还是引进,都必须列入研究计划,按科学程序严格进行

三、确定样本含量(图 18-14)

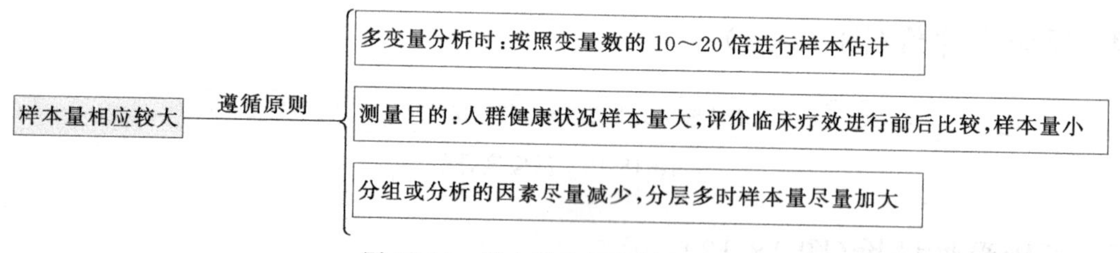

图 18-14　样本量选择遵循的原则

四、确定生存质量测量的时间和次数

生存质量测量的时间和次数根据研究目的确定。测量次数应尽量减少,以避免出现过多的缺失数据。

五、研究对象的依从性(图 18-15)

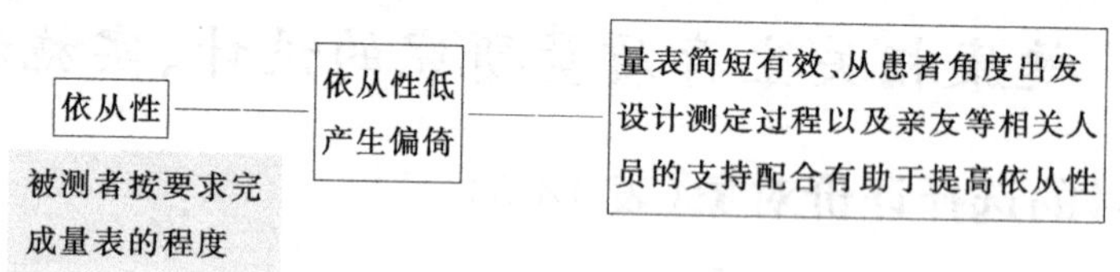

图 18-15　研究对象的依从性

六、研究对象的代理者(图 18-16)

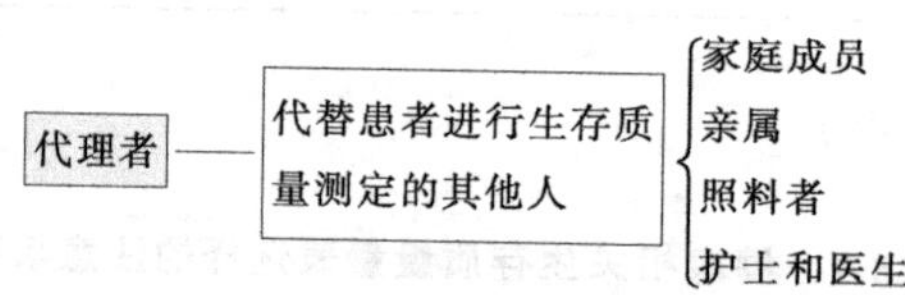

图 18-16　研究对象的代理者

七、生存质量资料的统计分析(表 18-8)

表 18-8　生存质量资料的统计分析

资料类型	分析方法
横向资料	多为横断面调查,可在某个时点进行不同人群或不同特征组的生存质量比较;可用多变量分析方法进行生存质量的影响因素分析
纵向资料	多属于临床试验研究: 对同一组人群不同时点的生存质量进行比较 比较两组或多组人群之间的生存质量随时间变化的规律或结果 既比较不同组间又比较不同时点的生存质量的变化

第五节　生存质量评价在医学中的应用

生存质量评价在医学中的应用见图 18-17。

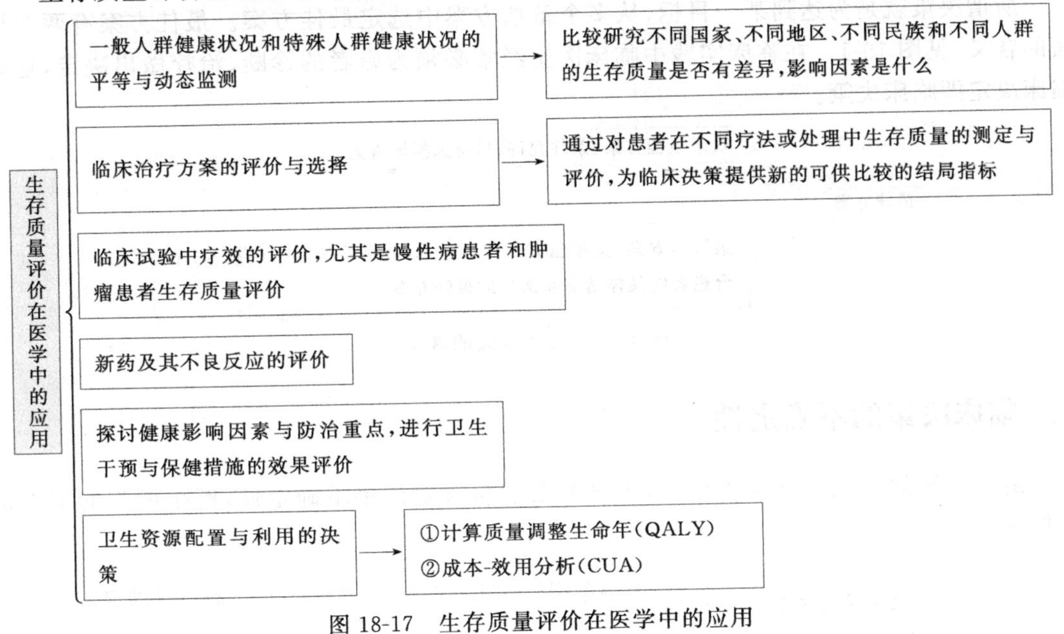

图 18-17　生存质量评价在医学中的应用

(顾晓芬　朱　琳)

参考文献

程晓明 . 2003. 卫生经济学 . 第 2 版 . 北京:人民卫生出版社

李鲁 . 2008. 社会医学 . 第 3 版 . 北京:人民卫生出版社

梁万年 . 2002. 医学科研方法学 . 北京:人民卫生出版社

王家良 . 2009. 临床流行病学——临床科研设计、测量与评价 . 第 3 版 . 上海:上海科学技术出版社

朱燕波 . 2010. 生命质量(QOL)测量与评价 . 北京:人民军医出版社

第十九章　临床决策分析

决策分析在临床实践中的应用形成了临床决策分析。在国外，临床决策分析已经有数十年的发展历史，而且被广泛应用于临床科研和实践中。近年来随着循证医学的发展，临床决策分析逐渐被引入到我国医院的临床实践中，通过决策分析方法，分析和评价临床诊断、治疗的各种方案的效果，为临床医生进行合理诊疗提供依据。

第一节　概　　述

一、临床决策的概念

所谓决策就是为达到某一目标，从多个备选方案中选定最佳方案。最佳方案有两个层面的含义，见图19-1。在临床实践中临床医生经常必须为患者的诊断、治疗做出决定，这些临床决定即临床决策。

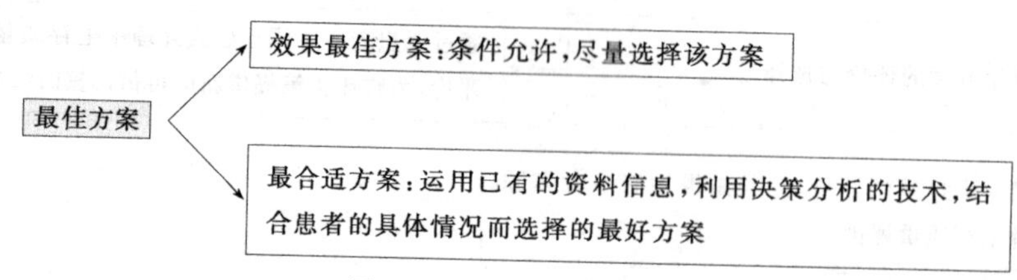

图19-1　最佳方案的含义

二、临床决策的不确定性

由于决策的问题属于未来事件，未来就必然包含着许多不确定性，医生面临的不确定性见图19-2。

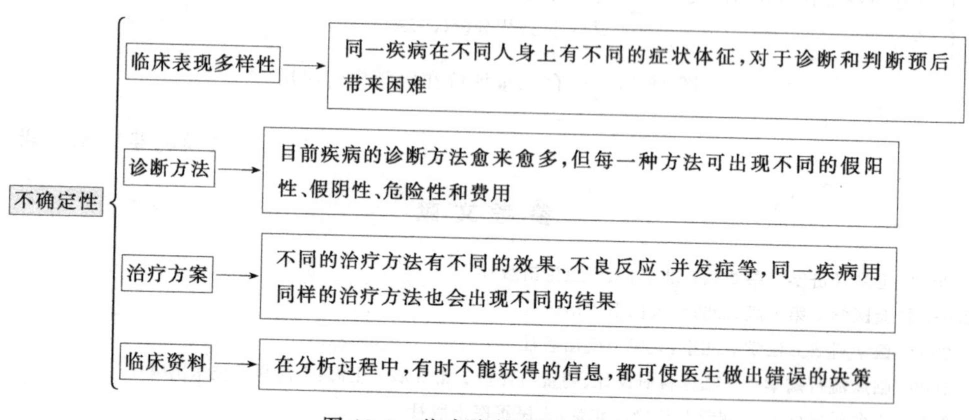

图19-2　临床决策的不确定性

三、临床决策的类型

从不同的角度可将临床决策分为不同的类型，在临床工作中，医生面临的决策问题常常属于风险型决策和不确定型决策(图 19-3)。

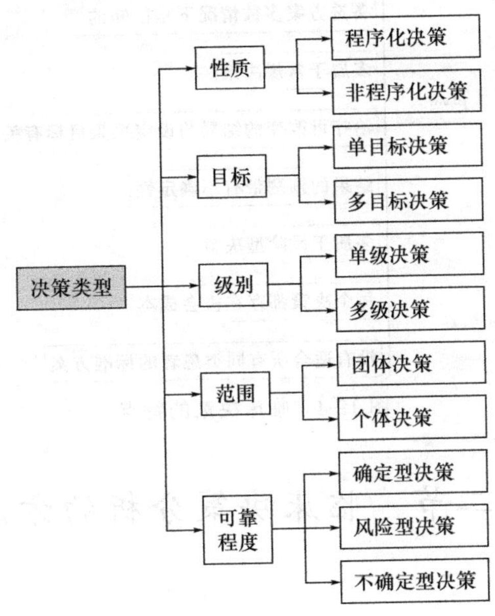

图 19-3 临床决策的类型

(一) 风险型决策

备选方案可能产生的结果是多种的，但其概率是可以估计的决策。医生决策存在一定的胜算，也存在一定的风险。这时，决策的标准只能是期望值。

(二) 不确定型决策

此类决策是指结局及其发生概率均不确定的条件下的决策。目前有几种准则方法可供参考，见表 19-1。

表 19-1 不确定型决策的解决方法

名称	内容	特点
最大最小准则	在每一备选方案中，找出各结局下的最小收益值，从中选择收益值最大的方案，即从最小收益中求最大	相对悲观
最大最大准则	在每一备选方案中，找出各结局下的最大收益值，从中选择收益值最大的方案	乐观准则
拉普拉斯准则	假设各结局的概率相等，分别计算 EV 值，进行比较，选择值大的方案	等可能性
赫维茨准则	采用一个所谓乐观系数 $a(0 < a < 1)$，用 a 乘以各方案中最大收益，用 $1-a$ 乘以各方案中最小收益，将其乘积相加，选择和为最大的方案	乐观系数准则

四、临床决策的特点

临床决策是针对单个患者的决策，是比较简单的决策，但有其特殊性，具体特点见图 19-4。

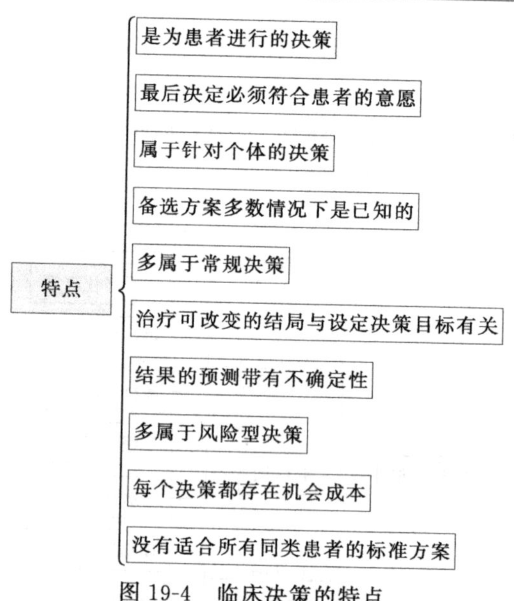

图 19-4 临床决策的特点

第二节 临床决策分析的方法

一、决策树分析法

所谓决策树分析法，就是利用概率分析原理，用树状图描述备选方案的内容、参数、状态以及在实施过程中不同阶段方案的相互关系，对方案进行系统分析和评估的方法。运用决策树分析法不仅能进行单阶段决策，而且对多阶段决策也是行之有效的。

（一）决策树的构成（图 19-5）

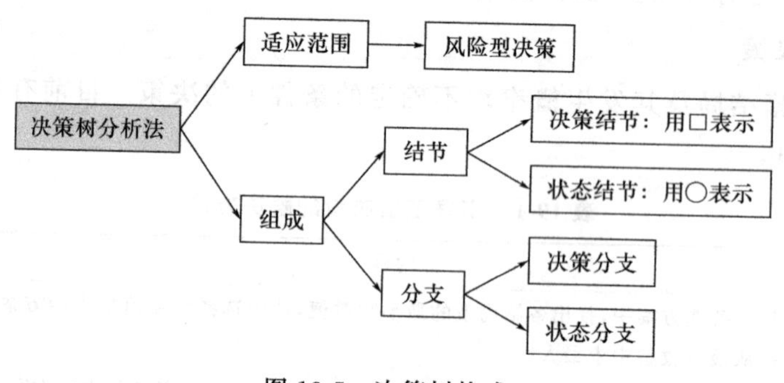

图 19-5 决策树构成

决策结节（点）即为决策者可以控制的几个决策选项，状态结节（点）即机会结点，指决策者不能控制的一个或几个相应事件，其概率之和为 1。

(二) 决策树分析法的基本步骤(图 19-6)

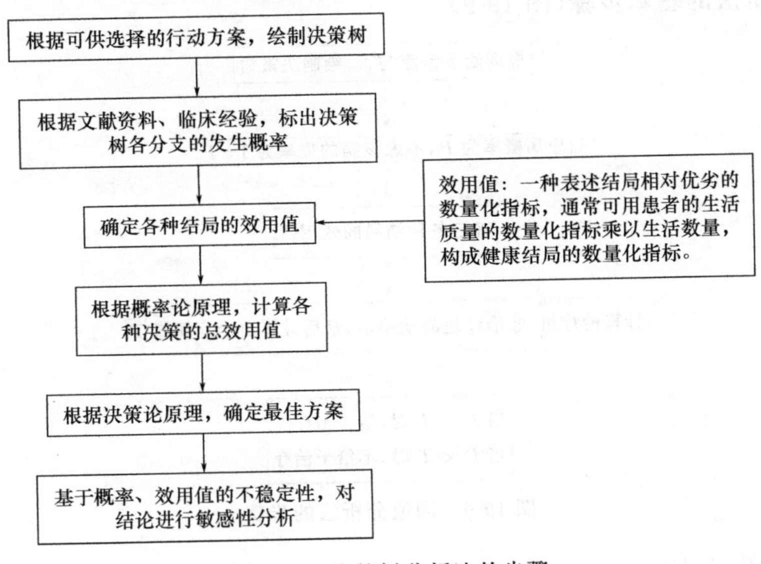

图 19-6 决策树分析法的步骤

(三) 示意图

以动脉硬化处理为例,绘制决策树示意图(图 19-7)。

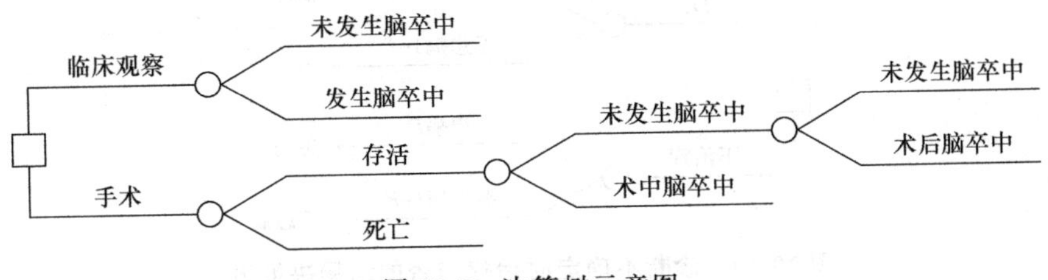

图 19-7 决策树示意图

绘制决策树,标出决策树各分支的发生概率,概率的估计有两种:①参照权威文献概率估计值;②专家凭借多年的临床经验,给出的概率估计值。计算出各方案的效用值,效用值最大的方案或决策即为最佳方案或首选方案。

二、阈值分析法

临床上有些时候虽然患者经过各种检查,仍然难以确定诊断,不能肯定是否患有某种疾病,因此不易决定是否给予治疗,此时可以采用阈值分析法进行临床决策。

(一) 阈值分析法的前提(图 19-8)

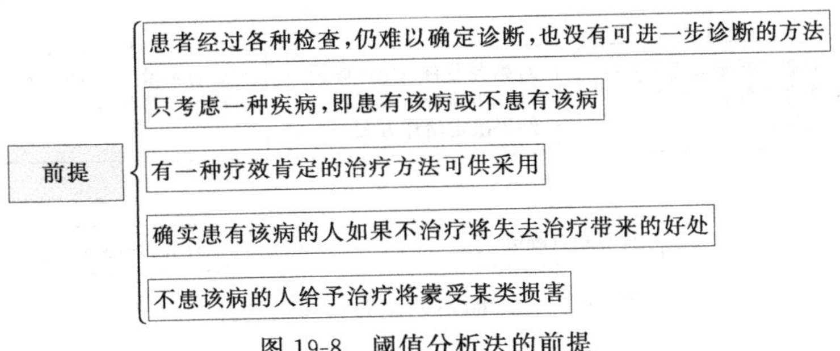

图 19-8 阈值分析法的前提

（二）阈值分析法的基本步骤（图 19-9）

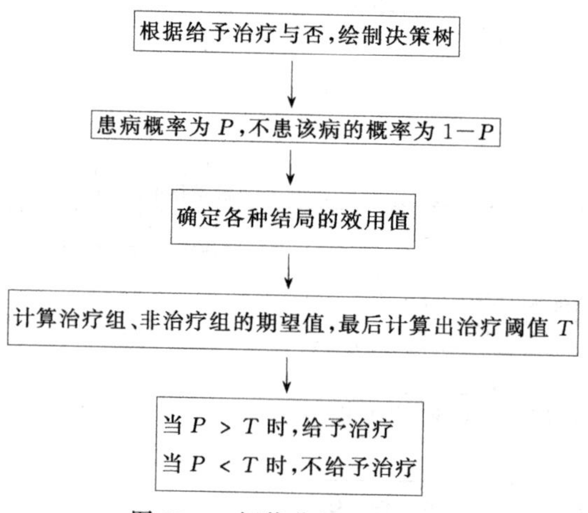

图 19-9 阈值分析法的步骤

（三）示意图（图 19-10）

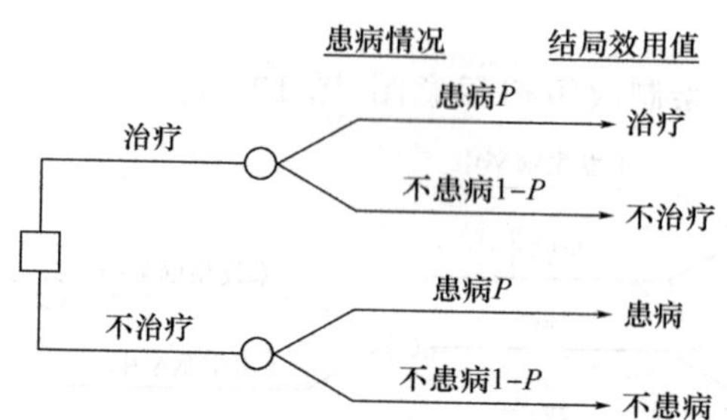

图 19-10 诊断不确定时治疗与否的结局决策树

三、综合分析法

综合分析法即为当面临更为复杂的临床情况，将决策树分析法和阈值分析法结合起来进行分析的临床决策。

（一）综合分析法的前提（图 19-11）

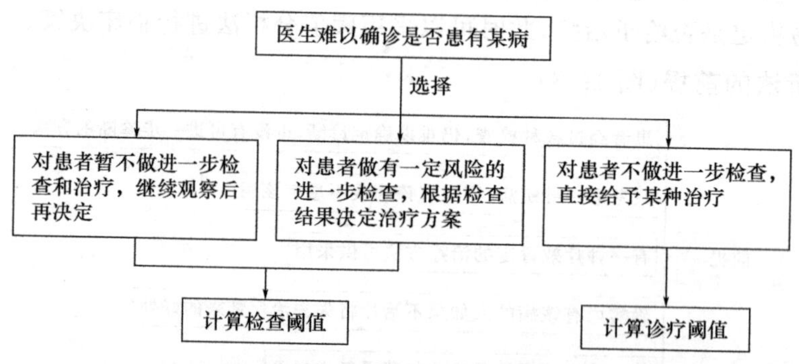

图 19-11 诊断不确定时医生的选择

(二) 综合分析法的基本步骤(图 19-12)

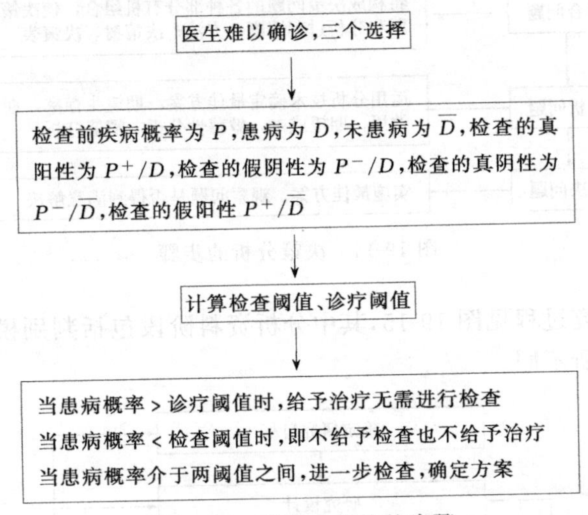

图 19-12 综合分析法的步骤

(三) 示意图(图 19-13)

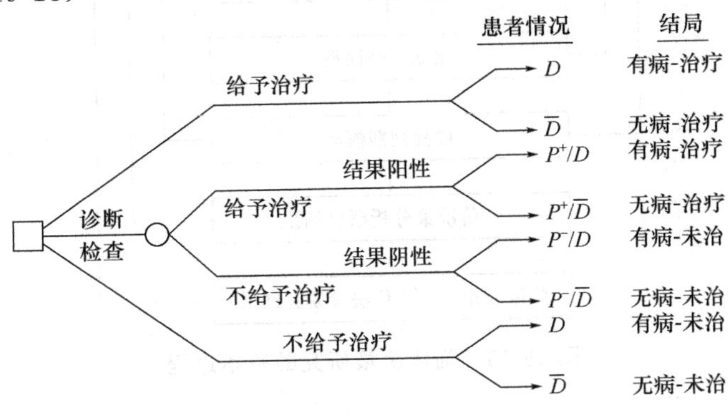

图 19-13 检查与治疗决策树

第三节 临床决策分析的研究过程

一、决策分析的步骤

决策的方法较为多样,决策者根据自己的经验和主观判断,进行决策,不必要求统一的步骤或程序,但一般来说,决策分析的过程可分为以下四个步骤(图 19-14)。

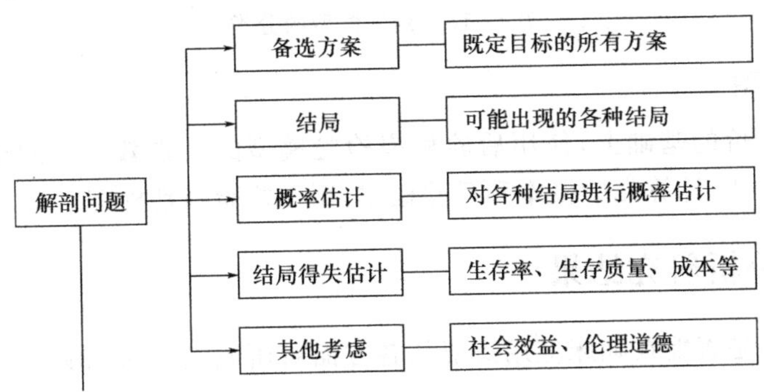

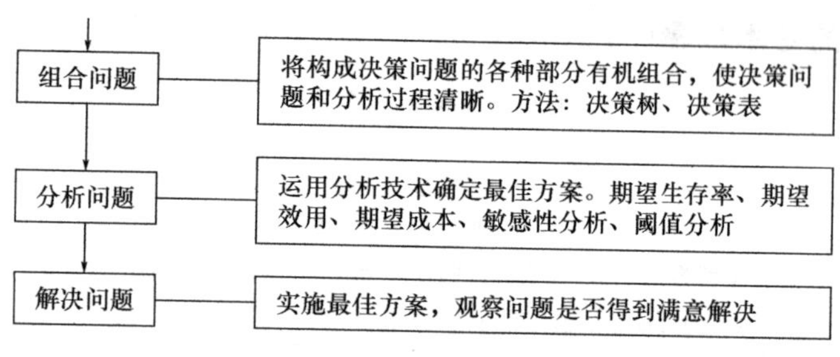

图 19-14　决策分析的步骤

临床决策分析研究过程见图 19-15，其中分析资料阶段包括判别模型和检验判别模型，这与一般临床研究有所不同。

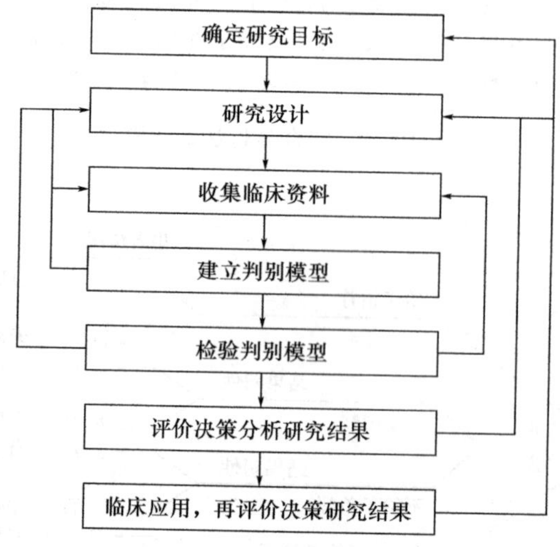

图 19-15　临床决策研究的基本过程

（一）建立判别模型

最佳判别模型要求：判别效果好、判别结果稳定、可重复性好、在临床应用有效并获得临床医生认可。其分类见图 19-16。

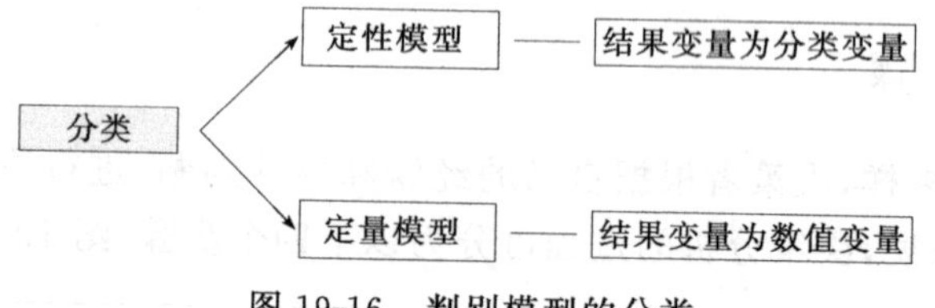

图 19-16　判别模型的分类

（二）检验判别模型

在先验概率评价的基础上，使用后验概率检验模型的判别效果。对于多元判别模型，应用交叉印证的方法，计算先验概率和后验概率，用于检验判别模型。

二、评价决策分析研究结果

一个临床决策是否能在临床应用需要从各方面对研究结果进行评价，一般有以下几个步骤(图 19-17)。

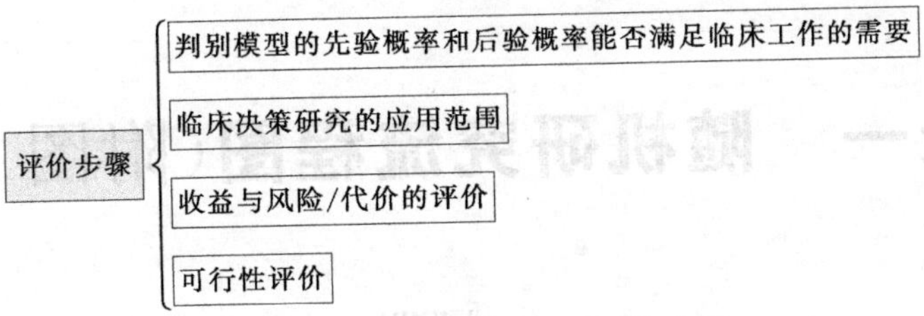

评价步骤
- 判别模型的先验概率和后验概率能否满足临床工作的需要
- 临床决策研究的应用范围
- 收益与风险/代价的评价
- 可行性评价

图 19-17 临床决策结果的评价步骤

决策分析的实践贯穿于临床诊治疾病的具体过程,临床决策受很多因素的影响,当这些因素发生变化时,决策分析的结论也随之变化,需要审慎地应用决策分析的结论。

(王秀梅 朱俊宇)

参考文献

黄悦勤. 2002. 临床流行病学. 北京:人民卫生出版社

李立明. 2011. 临床流行病学. 北京:人民卫生出版社

唐金陵. 2010. 循证医学基础. 北京:人民卫生出版社

王家良. 2008. 临床流行病学. 第 3 版. 北京:人民卫生出版社

王家良. 2009. 临床流行病学. 第 3 版. 上海:上海科学技术出版社

附录一　随机研究流程图(附图 1-1)

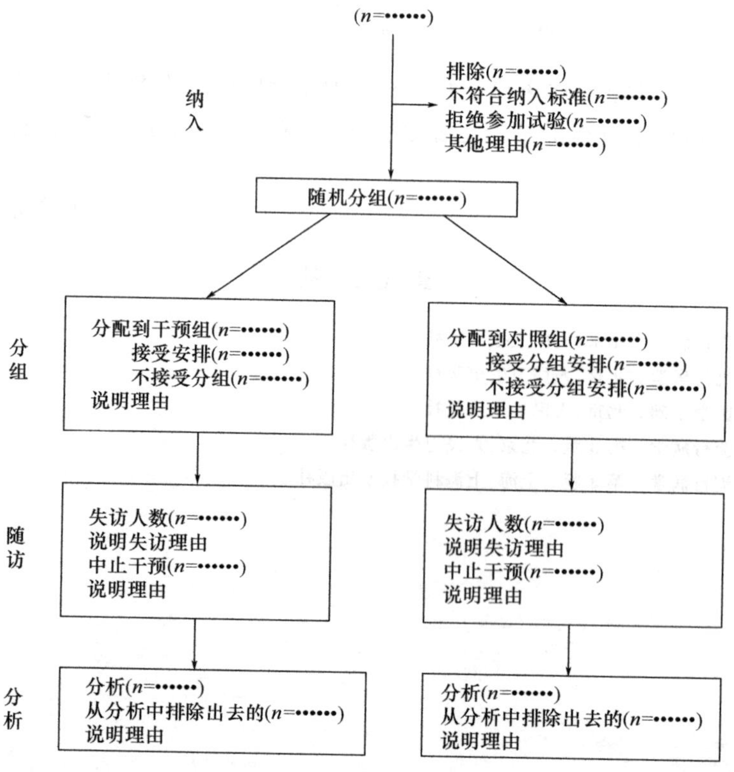

附图 1-1　随机研究流程图

附录二 临床试验报告指南(2000年修订版)(附表2-1)

附表2-1 临床试验报告指南(2000年修订版)

文章分段和标题	项目	描述
题目和摘要	1	参加者如何被分配到各组(例如随机分配-random allocation,randomized or randomly)
引言	2	研究背景、研究理由
方法和参加者	3	入选标准、收集资料的地点、单位
干预组	4	每个组详细安排情况,如何、何时执行
目标	5	专门的目标及假设
结局	6	确定主要和次要结局的测量,任何可以增强质量的措施,如多次观察、训练测定者等
样本大小	7	样本如何确定,如有可能解释中间分析和停止原则
随机化系列的产生	8	随机分组方法如何产生,包括详细情况如分层或区组
随机化分组	9	如何完成随机系列分配,如用数字产生器还是中心电话数字,数字安排是否随机隐藏,干预分配方案是否隐藏
随机施行	10	谁来产生随机数字,谁来分配和告知参加者
盲法	11	措施的干预结果测定者对于每组分配是不知道的,必要时则应评价盲法的成功性
统计学方法结果	12	应有比较主要结果的统计方法以及附加的统计方法,例如对亚组的分析及纠正分析
参加者流程图	13	参加者经过每个阶段的流程图(附录一)特别是被随机分配到各组人数,接受意愿治疗(ITT)和按方案完成治疗(PP)的人数,结果的人数,描述按方案与按研究计划之间的偏差和理由
入选	14	决定患者入选和随访的时间
基线分析	15	各组人口统计学和临床特征的基线资料
分析的人数	16	每组参加人数(分母)是否在每次分析时均被包括进去,是否是意愿分析,如有可能报告实际数字,如10/20,而不是报告50%
结局和估计	17	对于每一个主要和次要的结局,总结每一组的结果,估计有效性和精确性(如95%CI)
附加分析	18	报告所进行的其他分析的多元性,包括亚组分析、adjusted分析
不良反应	19	每一干预组的所有重要的不良反应
讨论	20	解释结果,说明研究的假设、可能产生偏倚的来源以及由于用了多种分析可能产生的不精确性和危险性
普遍性(实用性)	21	研究发现是否值得推广应用及外部正确性
总结(证据)	22	根据目前得到的证据的一般说明

附录三　医学科研设计报告书及论文的撰写原则与方法

自古以来，人类的文明和发展都是依靠各种各样的媒介或载体记录和保存下来的。科学研究的思想火花和研究成果同样需要一定的媒介或载体来表达、传承和发展。医学科研设计报告和医学论文就是两种记录医学科研工作的主要载体。

第一节　医学科研设计报告书的撰写原则与方法

如果说任何科学研究都是一个探索未知领域客观规律的过程，那么医学科学研究则是一个为了维护人类健康而探求疾病发生发展客观规律的过程。而医学科研工作的第一步就是医学科研设计。

一、医学科研设计概述

在正式开展某项医学科研工作之前，研究者根据特定的研究目的和要求，预先制定的工作计划就是医学科研设计。通俗地讲，医学科研设计可以被称为医学科研工作的一幅蓝图。医学科研设计的主要作用是对研究资料的搜集、整理、分析等工作做出明确的计划和要求，它是医学科研工作实施的具体行动方案。高质量的医学科研设计是保证研究结果真实可靠的前提。

二、医学科研选题及立题

选题就是研究者通过全面了解某一专业领域的研究背景和研究进展后，确定本次研究所要解决的主要问题及研究方向。比如某一疾病尚未解决的病因、发病机制、诊断、治疗、预防等各方面的问题都可以考虑。立题就是要确定具体的研究题目。

选题和立题是医学科研工作的起点，对整个研究工作方向起决定性作用。选题恰当与否对科研工作的成败有直接影响。从选题到立题的基本步骤如附图 3-1 所示。

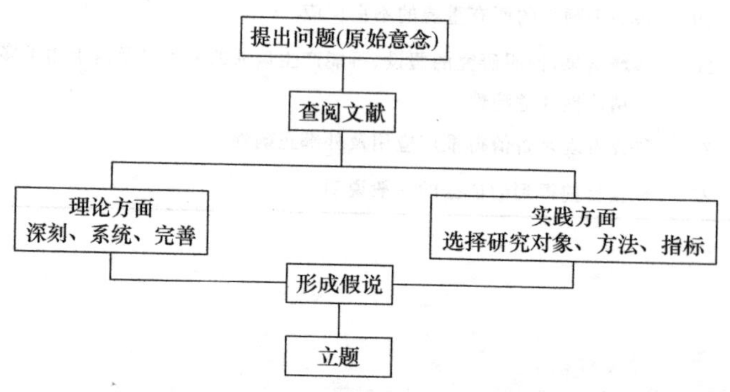

附图 3-1　选题、立题的基本步骤示意图

三、医学科研设计的撰写

科研设计报告书(即科研项目申报书)是一种表达研究者思想及科研水平的重要形式和载体。研究者必须通过科研设计将自己的工作设想、学术思路及工作能力充分表达出来,赢得同行专家和主管部门的认可,才有可能立项并得到资助。因此,科研设计报告书的行文和内容同样重要。

一份高质量的科研设计报告书在内容上应做到理论依据充分、学术思想新颖、研究目标明确和研究方案具体可行。在行文上要做到格式规范、逻辑合理、语言准确。医学科研设计的内容一般包括立题依据、研究方案、可行性分析、特色创新、进度安排或年度研究计划、经费预算和参考文献 7 部分。

(一) 立题依据(附图 3-2,附图 3-3)

立题依据是医学科研设计的首要内容,要求清楚表达为何开展此项研究,以及开展该研究的必要性和迫切性。总之,立题依据要以充分的理由说明这个研究项目非常有价值,值得研究。

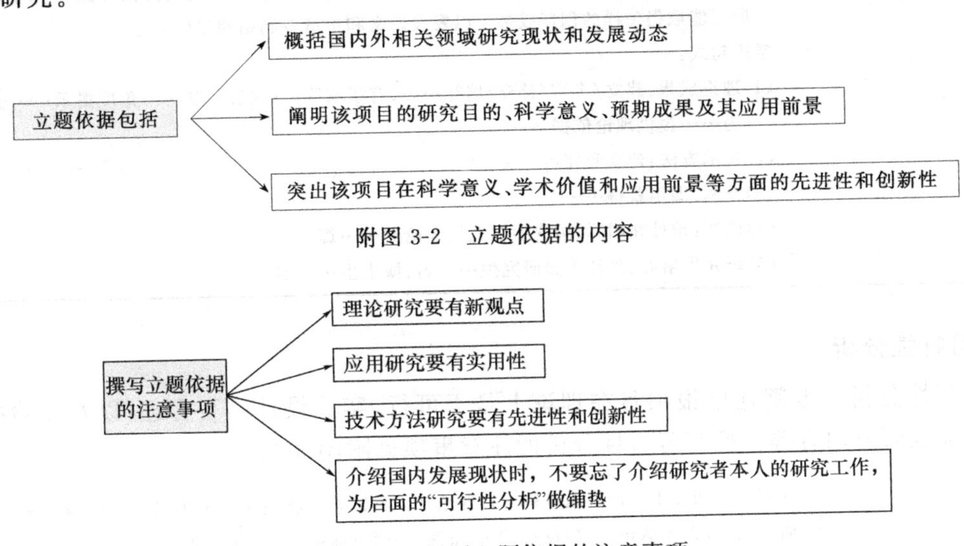

附图 3-2　立题依据的内容

附图 3-3　撰写立题依据的注意事项

(二) 研究方案

研究方案是科研设计报告书的主体内容。科学完整的研究方案是完成高质量科研项目的有力保障。研究方案一般包括 9 个方面,如附表 3-1 所示。

附表 3-1　研究方案基本内容一览表

基本内容	写作要点
1. 研究目标	研究目标是申请者想要完成的研究主题,以需被检验的研究假设为中心。研究目标要集中,做到“小题精做”和“大题小做”,避免太分散。对研究目标的阐述应该与研究内容相呼应。常用句式:探索……问题,明确……关系,揭示……规律,阐明……原理(机制),建立……方法

续表

基本内容	写作要点
2. 研究内容	研究内容应紧紧围绕研究目标，要集中精力解决科学问题，避免内容庞杂、空泛或重点不突出
3. 拟解决的关键问题	按逻辑顺序提出所申报项目将在科研过程中所面临的关键问题，并解释原因。阐述可能出现的潜在技术难题，并提出解决办法和方案
4. 研究对象	研究对象应与研究目标和研究内容相呼应，避免“跑题”
5. 研究方法	包括流行病学方法、统计设计方案、实验室手段、专业技术方法等。要阐明研究方法和手段的原创性和先进性。研究方法要具体、清晰。实验手段要翔实
6. 技术路线	一般以流程图的方式表达。技术路线要明确，切忌粗略、笼统。注意知识产权的保护，既能说明问题又不暴露“技术诀窍”。最好能提出当前某些关键技术方案失败时拟采取的备用方案
7. 观测指标及检测方法	观测指标及检测方法应适用于研究对象，与其呼应，避免“跑题”
8. 统计分析	应说明各项观测指标的数据类型及统计分析方法，所使用的统计软件及其版本
9. 预期结果	预期结果一般阐述该研究可能得到的结论，可能提出的进一步研究线索，以及可能发明的新方法及其应用价值等。预期结果要从基础价值和实用价值两方面考虑，突出阐明预期可能取得怎样的创新成果。以发表论文和申请专利结题比较常见 常用句式： (1)理论成果：建立/丰富/补充/填补……，有望阐明……机制，从……角度揭示……机理，为……提供理论依据 (2)技术方法：建立和完善…… (3)专利：渴望获得…… (4)论文：预计在国际、国内期刊上发表论文……篇 (5)研究生培养：预计培养研究生……名、博士生……名

(三) 可行性分析

可行性分析一般阐述申报项目在理论上是否可行，实验设计是否合理，以及实验技术是否能完成研究内容等。撰写可行性分析的注意事项见附图 3-4。

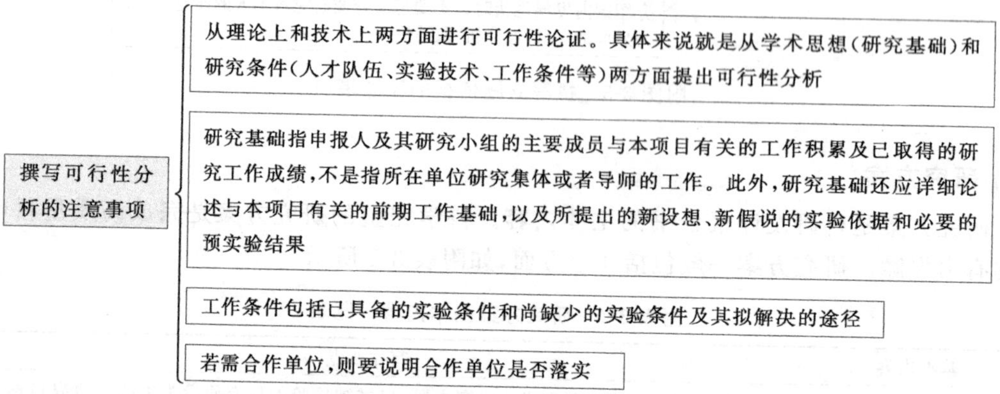

撰写可行性分析的注意事项

- 从理论上和技术上两方面进行可行性论证。具体来说就是从学术思想（研究基础）和研究条件（人才队伍、实验技术、工作条件等）两方面提出可行性分析
- 研究基础指申报人及其研究小组的主要成员与本项目有关的工作积累及已取得的研究工作成绩，不是指所在单位研究集体或者导师的工作。此外，研究基础还应详细论述与本项目有关的前期工作基础，以及所提出的新设想、新假说的实验依据和必要的预实验结果
- 工作条件包括已具备的实验条件和尚缺少的实验条件及其拟解决的途径
- 若需合作单位，则要说明合作单位是否落实

附图 3-4　撰写可行性分析的注意事项

(四) 特色及创新之处

这部分内容要突出本课题的研究特色和新颖的学术思想，对创新性内容的提出和分析必须科学严谨，写作时的注意事项见附图 3-5。

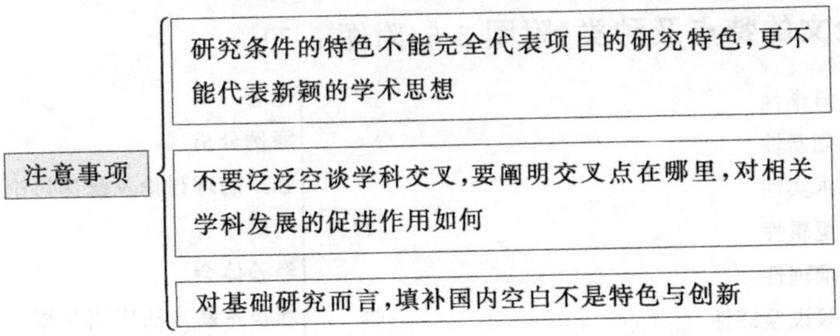

注意事项

- 研究条件的特色不能完全代表项目的研究特色，更不能代表新颖的学术思想
- 不要泛泛空谈学科交叉，要阐明交叉点在哪里，对相关学科发展的促进作用如何
- 对基础研究而言，填补国内空白不是特色与创新

附图 3-5 撰写特色及创新之处的注意事项

(五) 进度安排或年度研究计划

这部分主要写研究工作时间安排及预期进展。要尽量具体，以便评审人判断研究进展是否合理。

(六) 经费预算

列出各项支出所需金额及其计算根据。一般包括实验材料费、协作费、调研费和其他。

(七) 参考文献

注意书写时使用规范化的参考文献格式。现根据《文献类型与文献载体代码》(GB3469-83)标准，列举论文、专著、技术标准类参考文献的格式如附表 3-2 所示。

附表 3-2 参考文献的格式

参考文献种类	格式
1. 论文	[1]Dobbs J M, Wong J M. Modification of supercritical fluid phasebehavior using polor coselvent[J]. Ind Eng Chem Res,1987,26:56 [2]刘仲能，金文清．合成医药中间体 4-甲基咪唑的研究[J]. 精细化工，2002(2):103-105
2. 专著	[1]蒋挺大．亮聚糖[M]. 北京：化学工业出版社，2001. 127 [2]Kortun G. Reflectance Spectroscopy[M]. New York: Spring-Verlag,1969
3. 技术标准文献	[1]ISO 1210-1982，塑料——小试样接触火焰法测定塑料燃烧性[S] [2]GB 2410-80，透明塑料透光率及雾度实验方法[S]

第二节 医学科研论文写作概述

一、医学科研论文概述

著名数学家华罗庚说“不会说话，不会写文章，行之不远，存之不久。”撰写论文，对于提高医学科研工作者的专业知识水平，促进医学学术交流，繁荣学术氛围，传播和推广应用先进的医学研究成果有着十分重要的意义。

(一) 医学科研论文的含义

医学科研论文是指专门用于描述医学科研成果和对某些医学专业问题进行深入探讨的一类文章。凡是直接阐述医学中客观事物的联系，反映医学事物的本质、规律及特殊现象，以表明作者的学术和见解的文章，都称为医学科研论文。医学科研论文是记录医学科学技术发展的历史性文件，是医学学术交流及其传承发展的媒介和载体。

（二）医学科研论文的特点及种类（附图 3-6，附图 3-7）

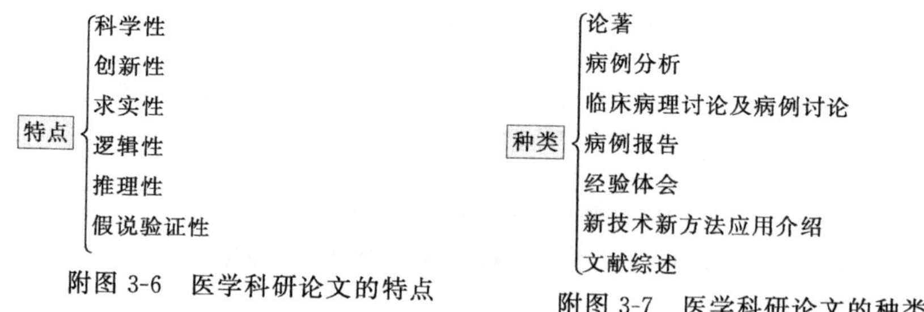

附图 3-6　医学科研论文的特点

附图 3-7　医学科研论文的种类

（三）医学科研论文撰写的总体要求（附图 3-8）

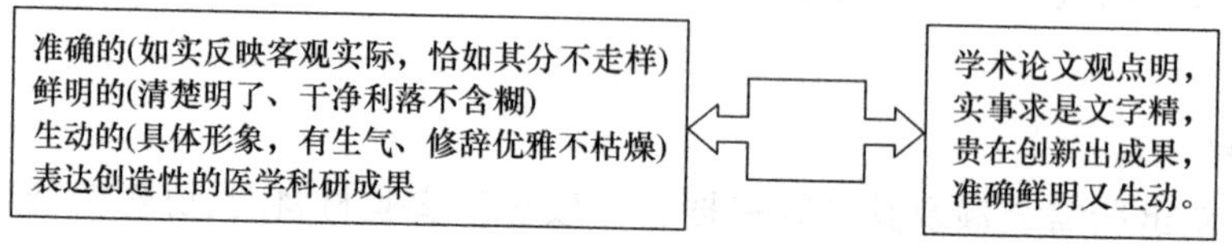

附图 3-8　医学科研论文撰写的总体要求

二、医学科研论文的一般格式与写作要点

（一）医学科研论文必备的四要素

医学科研论文属于论述性文章，这类文章要求具有恰当的论题，鲜明的论点，充分的论据及正确的论证方法。因此，论题、论点、论据和论证构成了医学科研论文必备的四要素，如附表 3-3 所示。

附表 3-3　科研论文必备的四要素

要素	简述	写作要求
论题	撰写医学论文首先要选好论题（即篇名、题目或文题）。论文的题目是论文中心思想的高度概括，其信息量足以影响读者是否阅读全文	文题相符，主题突出，鲜明确切，概括全文，反映论点
论点	论点是作者论述问题所提出的观点和见解，是科研论文的核心。作者对所论述的问题，应表示明确的肯定或否定、赞成或反对的态度。一个论题的论点可以只有一个，也可以有多个（分论点），但每个分论点必须为论题服务	论点要正确，要能准确科学地反映客观事物的本质；论点要有针对性；论点要鲜明；论点要新颖，对所提出的问题有新的见解，能给人启迪
论据	论据是用来证实论点的客观依据。可靠的、真实的、充足的、有代表性的论据是论文的基础，是科学性的体现。必须以客观事实或科学数据做论据。前人经过反复实践而被证实了的结论亦可作为论据	选取的论据要新颖，尽量挖掘那些别人没有用过的论据；论据要充分
论证	论证就是组织和安排论据来说明或证实论点的过程和方法。医学论文的论证方法，不是固定不变的，而是灵活多样的，作者应根据论文的具体内容和写作要求来决定	论证要严谨、周密；方法要科学、合理

在论文中，论点、论据和论证三个要素缺一不可，三者关系如附图 3-9 所示。

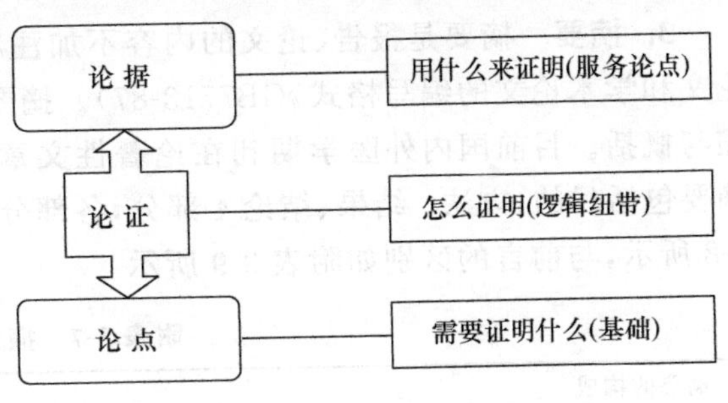

附图 3-9　论点、论据和论证的关系

(二) 论著的一般格式与写作要点

医学科研论文的书写要求规范化、标准化，以便于国内外学术交流。论文撰写格式、法定计量单位及文后参考文献格式等均属于规范化的重要内容。此外，标点符号、数字、统计符号、字和词的书写等也应规范化，具体可见各类学术期刊的《稿约》要求。

各类医学科研论文中最有代表性的是论著。论著是多种医学学术期刊收录的核心内容，只要能掌握论著的写作要领，在撰写其他类型的医学科研论文时便会得心应手，运用自如了。下面以论著为例，介绍医学科研论文的撰写格式及写作要点。

论著的结构一般是按着提出问题→分析问题→解决问题这一规律来构思的。大体上可分为三大部分，如附表 3-4 所示。

附表 3-4　论著的结构

一、前置部分	1. 文题 2. 署名 3. 摘要 4. 关键词	二、主体部分	5. 前言/引言 6. 材料与方法 7. 结果 8. 讨论	三、附加部分	9. 致谢 10. 参考文献 11. 英文摘要

1. 文题　读者阅读文献时首先看题目，然后决定是否阅读全文。题目应做到一要清楚，二要精炼，三要准确，四要醒目。必须以最简明、最准确的文字，一针见血地概括出主题思想(附表 3-5)。

附表 3-5　文题的写作要点

写作要点	(1)题目应具体确切的表达论文的特定内容，恰如其分地反映出研究的范围和研究成果的深度广度。做到不抽象、不笼统、不含糊、不夸张。同时应具有鲜明的创造性
	(2)题目要充分体现假说，文章内容回答假说
	(3)题目应包含实验的基本要求
	(4)题目应当用限定词指示出研究的性质
	(5)中文题目一般不超过 20 个汉字，外文题目不超过 10 个实词。中英文题目应当一致
	(6)题目应具有可索引性
	(7)题目中应尽量避免使用化学结构式，数学公式，不熟悉的符号、简称、缩写以及商品名称等
	(8)尽可能不用或少用副标题；尽量不用标点符号；题目中的数字均用阿拉伯数字，且不宜置于题目之首，名词和形容词中的数字仍用汉字(如：十二指肠)

2. 署名(附表 3-6)

附表 3-6　署名的写作要点

写作要点	(1)署名必须写作者的真实姓名和工作单位
	(2)作者署名的条件：参与选题和设计者、资料的分析者和解释者；参与文稿的写作或对其重要学术内容作重大修改者；最后定稿并同意论文发表者。第一作者应具有的条件是：选定科研课题、解答本文、直接参与本文并做出了主要贡献，文稿责任的主要承担者，科研工作全程的主要参加者。作者的署名人数一般不超过 6 人

3. 摘要 摘要是报告、论文的内容不加注释和评论的简短陈述(《科学技术报告、学位论文和学术论文的编写格式》GB7713-87)。摘要也是对论文主要内容和全部信息的高度浓缩与概括。目前国内外医学期刊在论著性文章中都要求写摘要,有的还要求附英文摘要。摘要包括目的、方法、结果、结论 4 部分,各部分写作内容如附表 3-7 所示,写作要点如附表 3-8 所示,与前言的区别如附表 3-9 所示。

附表 3-7 摘要的内容

摘要的构成	写作内容
目的	简要说明研究目标、研究意义及其重要性
方法	简要说明研究课题的基本设计,包括使用的材料和方法、分组、研究范围及精确程度,以及数据获得、统计学处理等
结果	简要列出研究的主要结果和数据,指出新发现,说明其价值及局限性,给出统计学显著性检验的确切值
结论	根据结果总结、论证提出的学术观点及其理论价值和应用价值,及是否可以推广等

附表 3-8 摘要的写作要点

写作要点	(1)摘要应正确表达主题,高度概括,简明扼要,用实词,是一篇完整的短文。即使读者没有足够的时间看全文,也能把握整篇文章的主要内容
	(2)摘要应侧重反映结果和结论中的创新与发现,而“前言”则偏重研究背景的阐述,应避免二者混淆或重复赘述(详见附表 3-9)
	(3)摘要一般置于题目和作者之后、正文之前。虽然摘要在前,正文在后,但不是先写摘要后写正文,而是先写正文,浓缩、提炼后成为摘要
	(4)摘要中不加入原文以外的解释和评论,不引用参考文献,不列图表,不写公式或化学结构式,不用疑难词语或缩写词,不列举例证,不讲述过程
	(5)摘要不分段落,一般采用第三人称
	(6)有摘要者,文末通常不写小结。短篇报道、个案报道、临床病理讨论等一般不写摘要
	(7)中文摘要一般不宜超过 200～300 字;外文摘要不宜超过 250 个实词。如遇特殊需要字数可以略多。
	(8)常用句式:用……方法(手段)进行……研究,探索/证明……问题,对阐明……机制/揭示……规律有重要意义,为……奠定基础/提供……思路

附表 3-9 摘要与前言/引言的区别

区别内容	摘要	前言/引言
结构与格式	是一篇独立的完整的短文,可以独立使用和引用。不分段写,目的、方法、结果、结论四大要素可连续排列	是正文的组成部分,没有它文章结构就残缺,在衔接上就显得突然、生硬。是一个自然段,不写“前言”字样
内容	结构式摘要包括目的、方法、结果和结论四个部分,侧重反映结果和结论	重点写立题依据,简述研究背景、研究范围、研究意义及创新之处,侧重表达研究目的和方法,不要将结果、结论写入前言
作用	1.摘要具有独立性和自含性。摘要与论著具有同等量的信息,即使不阅读论文全文,仅读摘要,也能获得必要的信息 2.可供文摘或索引等二次文献采用。如美国的《生物学文摘》(BA),中国的《中国医学文摘》等。摘要为计算机检索提供方便 3.英文摘要便于国际学术交流,还有利于对外介绍我国的医学科研成果	是课题研究的必要说明,它主要起点破主题,自然引发下文的作用
参考文献	不引用参考文献	可引用参考文献,交代该项研究的历史背景、来龙去脉

4. 关键词 关键词是为了文献标引工作而从报告、论文中选取出来用以表示全文主题内容的单词或术语(GB7713-87)。它是一篇论著的重要信息集中点,便于读者一目了然的了解文章的主要内容,也便于文献检索。在格式上,论著类文章一般要求3~8个关键词,另起一行,位于摘要的左下方(附表3-10)。

附表 3-10 关键词的写作要点

写作要点	(1)所选关键词能反映文章的主题内容
	(2)所选关键词能体现研究范围、研究目的及实验方法等
	(3)所选关键词在文章中出现的频率很高,并在题目中出现
	(4)主题词是规范化的关键词。因此,应首选主题词作为关键词。关键词应采用由美国国立医学图书馆(NLM)编辑的《医学主题词表》(Medical Subject Headings,简称 MeSH)中所列的词。中文译名参照《医学主题词注释字顺表》(中国医学科学院医学情报研究所)和《汉语主题词表》(中国科学技术信息研究所与北京图书馆主编)。如果最新的 MeSH 中无相应的新技术中重要单词时,可参考以下方法: 1)可选用直接相关的几个关键词组配 例如,给有关食管异物的文章标引关键词,而在 MeSH 中无“食管异物”一词,则可用 MeSH 中列有的“食管”和“异物”两个关键词分别列出; 2)如果无法组配时,可选用最直接的上位关键词(例如“五硫化物”的上位关键词为“硫化物”); 3)必要时,可直接用新词,即自由词。所谓自由词是指未经规范化的自然语言。注意未被公认的缩略词不能作为关键词。“梗阻性黄疸”不能写成“梗黄”
	(5)化学分子式不能作为关键词,必须写汉字全称。代号不能作为关键词。例如 HBsAg 必须写成“乙型肝炎表面抗原”

5. 前言 前言又称引言、导言、序言,是论文正文最前面的一段开场白,一般不写“前言”二字,而是一个自然段。字数多在200~300字之间。前言的写作要点如附表3-11所示。

附表 3-11 前言的写作要点

写作要点	(1)前言要开门见山,简明扼要。主要回答“为什么要做此项研究”,阐明研究目的和背景,以及此项研究的意义。要避免与摘要雷同(详见附表3-9)
	(2)介绍理论依据、实验基础和研究方法。如果沿用已知的理论、原理和方法,需要做简要说明,并注明引用的参考文献
	(3)提出预期结果及其地位、作用和意义。对研究结果的创新之处,一定要阐明其重要价值或意义。明确本人提出的假说时用词要慎重,不要轻易使用“本文为国内外首创”、“本文已达到了国际先进水平”、“填补了国内空白”等自封词句
	(4)有的文章还写明本研究的起止日期

6. 材料与方法 材料与方法是作者阐述观点,引出推断结论的主要依据。其目的是让读者从中了解论文的价值和结论的可靠性,更重要的是使他人能够据此重复验证。对一篇学术论文论证强度的评价,主要取决于“材料与方法”的可信度。

通过“材料与方法”的介绍,可使读者对样本的代表性、组间的可比性、指标的合理性、测量方法的精确性、研究方法的先进性等做到客观的了解和评价。在临床研究的论著中,有时把“材料与方法”一栏写成“临床资料”、“资料来源”、“手术步骤”等(附表3-12)。

附表 3-12 材料与方法的写作要点

		写作要点
材料	研究对象	研究对象的选择非常重要，样本对总体的代表性好坏是科研成败的关键所在 1. 研究对象如是患者，除写明性别、年龄、族别、职业等一般特征外，还须交代病例来源，观察例数，分组原则和方法，疾病分型、分期、病情、病程；明确诊断标准及纳入标准和排除标准，疗效判断标准(痊愈、显效、好转、无效、死亡)及疗效观察项目(如症状、体征、实验室指标) 2. 研究对象如是实验动物，应介绍动物选择标准，动物名称、种系、品系、数量、来源、性别、年龄、体重、营养条件和健康状况 3. 研究对象还可能是取自人或动物体的器官、组织切片或细胞等
	处理因素	包括药品、试剂和仪器 1. 如是药品应写明药物名称(必要时写出化学名称及商品名)、成分、规格、产地、批号、给药途径、剂量和配制方法 2. 如是试剂应写明生产厂家、批号。化学试剂应说明化学纯度等 3. 如是仪器应注明其名称、产地、制造厂商和国家、型号、批号、出厂日期、性能、误差范围、精度和操作方法等
方法	实验(或调查)设计方法	应符合流行病学及医学统计学原理
	专业技术方法	1. 如系临床疗效观察，应明确诊断方法、用药方法、治疗方法、手术方法等 2. 如系诊断性研究，要交代诊断试验的“金标准” 3. 如系实验研究，主要介绍实验方法，并应说明所用试剂、仪器及精确程度、操作方法和有关条件 4. 如系调查研究则须将现场与调查课题有关的背景情况扼要说明 5. 试验或调查所用的方法，如是作者创造的，过去未正式发表过，应对其理论依据和方法作详细说明，以便他人重复。如对他人或常规方法有所改进，应着重说明改进之处。对文献上已报告过的实验方法，只需注明出处，无详述之必要
	统计学处理方法	应介绍具体的统计学分析方法。如数据采用计算机处理，应说明机型、软件名称、版本等

7. 结果 结果就是论据。“结果”为“讨论”打下了基础，所有判断推理将由此而产生。结果是假说成立的依据，是支持论点的基石。结果的表达有图(含照片)、表、文字三种方式，多以文字叙述为主。图表的使用应符合统计学要求(附表 3-13)。

附表 3-13 结果的写作要点

写作要点	(1)一般是按照逻辑顺序将结果用文字、图表或照片加以表达。文字表达要求简明扼要，重点突出，指标明确，数据可靠，避免将所有实验数据都照抄在论文中
	(2)为了保证结果的客观性，不议论，不引文，不对自己的结果进行分析和评价
	(3)实事求是，即便结果与预期目的或文献记载不同，或产生毒副效应、手术并发症也都应如实报道
	(4)为便于国际交往和学术交流，物理量与单位符号应符合《中华人民共和国法定计量单位》(1984)的规定
	(5)若是随访资料，对“失访病例”和“不依从病例”，文中要作交代

8. 讨论 讨论部分是作者对实验或调查结果的理论分析和科学推论，也可以说“讨论”是“结果”的逻辑延伸，即运用科学思维和逻辑推理把研究结果从感性认识上升到理性认识，突出自己的新发现，阐明学术上的新观点，体现本研究的学术价值。讨论的内容包括主要的原理和概念，实验条件(尤其是失控因素和缺点更应说明)，本人研究结果与他人结果之异同(突出新发现、新见解)，解释因果关系，相反的理论，尚未定论之处以及尚待研究的问题或方向(附表 3-14)。

附表 3-14　讨论的写作要点

写作要点	(1)讨论只要能讲清主要论点就行了,不要重复前言中的内容,也不要重复结果中的数据,更不要罗列文献。要立足于自己的材料,不超出事实,不扩大结论,实事求是,不抬高自己贬低别人。对“首创”、“首例”、“首次发现”的提法要谨慎,对所提出的新的假说,论据应充分
	(2)讨论的顺序可按“结果”栏中的顺序结合文献分段讨论,可列小标题
	(3)写讨论之前必须经过深思熟虑,对论据进行充分分析后再动笔。要吃透文献精神,掌握相关研究领域国内外发展动态。如果对有关文献不熟悉,对自己的结果没有完全消化,写出的讨论很可能跑题或重复结果,提不出独特见解,甚至会得出错误的结论

9. 致谢　致谢的对象包括科研基金提供者、协助资料搜集者、为数据进行统计学处理者、图片资料提供者、某项测试的承担者、对科研工作参加讨论或提出指导性建议者、对文稿作修改者。致谢前必须征得被致谢者的同意,应严格遵守科学道德规范。致谢常用的句式为:“本文曾得到……的帮助、审阅、指导、资助等,谨此致谢。”

10. 参考文献　参考文献是论文的重要组成部分。它不仅反映论文的科学依据和历史背景,而且提示作者在前人研究基础上的提高、发展与创新;参考文献可在一定程度上反映作者对本专业领域研究动态的了解程度,借以评估论文的学术水平;还可向读者提供原文的出处,便于检索(附表 3-15)。

附表 3-15　参考文献的写作要点

写作要点	(1)引用的参考文献要精选,引用的论点必须准确无误。论著参考文献的篇数一般为 10 篇左右,综述为 20 篇左右
	(2)引用参考文献以正式期刊、书籍(原著)为主
	(3)必须是作者亲自阅读过的一次文献。尽量选用核心期刊发表的文章,尽量不引用自己的文章。
	(4)参考文献应尽可能引用最新的文献,以近 1 年的为主
	(5)参考文献的顺序应按文内引用顺序排列,其编号要与文章引用处的右上角编号相一致
	(6)参考文献格式按照《文献类型与文献载体代码》(GB3469-83)要求书写

11. 英文摘要　英文摘要包括文题、作者姓名、作者单位、文摘及关键词 5 部分(附表 3-16)。

附表 3-16　英文摘要的写作要点

写作要点	(1)除了首字及专用名词(如人名、地名)的第一个字母大写外,其余均小写。文题可全部用大写字母书写
	(2)作者姓名按汉语拼音书写,姓在前名在后
	(3)文摘与中文摘要相对照,其内容包括目的、方法、结果、结论
	(4)英文摘要的关键词应与中文关键词相对应,一般为 3～8 个

综上所述,对医学科研论文写作的总体要求是,选题要实用,内容要新颖,文题要醒目,材料要真实,方法要先进,布局要合理,论点要鲜明,论据要充分,论证要得法,逻辑要严密,结论要谨慎,文献要规范。

(三) 临床医学常见的几种科研论文表达形式及其写作要点

一般医学刊物中刊用的文章,除论著外,还有病例报告、临床病(例)理讨论、学术交流、综述、专题笔谈、经验介绍、讲座、简讯等体裁。下面将几种常见体裁的临床医学科研论文写作要点进行了归纳,仅供读者参考(附表 3-17)。

附表 3-17 常见临床医学科研论文写作要点一览表

文体	用途	格式(主要内容)	字数	举例
病例分析	临床总结及经验交流	题目、作者及单位、内容提要、关键词、正文(前言、临床资料、结果、讨论或结论)、致谢(如有必要)及参考文献	1500～2000 字	《急性心肌梗死××例临床分析》
临床病理讨论及病例讨论	学术讨论性文稿,用以研讨疑难病例、罕见病例或有关专业方面的学术问题,借以促进学术交流。临床病理讨论多属死亡病例讨论	题目、作者及单位、病情摘要、发言摘录、病理检查报告以及总结性发言摘要	4000 字以内	《甲状腺乳头状癌肺转移与细支气管肺泡癌的鉴别诊断》
病例报告(或个案报道)	经验交流性短篇报道	题目、作者及单位、病情摘要、结论或讨论。题目要求直接写出病名(罕见病例)或新方法及例数	1000 字以内	《奈达铂致过敏反应 1 例护理体会》
经验体会	以讲座的形式撰文,旨在介绍某专业或专题研究方面的基本知识或新进展。要求比教科书的内容更深入、新颖,有新的动态(理论、技术)、新的观点和作者的经验、体会	书写格式不拘泥于一格,可视专题的性质或内容而用不同格式。叙述要深入浅出,层次分明,概念清晰,重点突出,理论指导性及临床实用效应要好(可配适当的图表)	4000 字以内	《妊娠期急性阑尾炎的围手术期处理》
新技术、新方法应用介绍	属于技术交流类文稿,主要介绍临床、实验室或其他技术操作工作中的新方法、新技术、新器械及其革新、改进的资料或信息,以供技术交流	着重说明新技术、新方法、新器械的特点和应用的经验、体会。评估实用性或先进性时,要实事求是。新仪器、新器械必须经过技术鉴定后才可报导。简明精炼,一般要有附图说明	不超过 1500 字	《胆道镜联合钬激光碎石治疗肝内外胆管难取性残留结石》
文献综述	以某一专题为中心,搜集大量原始医学文献,经过归纳整理、综合分析,总结出集中反映某一时期内该专题研究进展情况的综合性概括描述的情报资料,属于三次文献	题目、作者及单位、前言、主体部分、小结和参考文献	4000～6000 字,最长不超过 10000 字	《P53 基因在肿瘤治疗中的应用》

三、论文的修改

修改是对初稿的一个加工完善过程,也是对客观事物认识的不断深化过程,是由一个概念推进到另一概念的创造性劳动过程。"善改者不如善删,善取者不如善舍"。对初稿要进行反复的修改,材料不在于多,而在于精,主要是阐明观点。

初稿完成后,一般不要急于马上修改。文章写完后先放置一段时间,过几天或过 1～2 周再动手修改,"温故而知新",会发现原来没有发现的一些重要问题。修改过程中还要做到虚心请教,不耻下问。修改步骤一般先考虑结构,然后在理论上下功夫,最后考虑文字和行文。

(张 婕 张 茜)

参考文献

邓宇斌,吴伟康.2004. 医学科研概论. 北京:人民军医出版社
国家自然科学基金委员会.2010. 2010 年度国家自然科学基金项目指南. 北京:科学出版社
GB3469-83. 文献类型与文献载体代码
GB7713-87. 科学技术报告、学位论文和学术论文的编写格式

附录四　中英文词汇对照

B

暴发研究	outbreak study
暴露	exposure
背景偏倚	background bias
比较	comparison
比例风险模型——Cox 回归	proportional hazard Model ——Cox's regression
必要病因	necessary cause
比值比	odds ratio,OR
病例报告表	case report form,CRF
病例-对照研究	case-control study
病死率	fatality rate
病因链	chain of causation
病因网	web of causation
病因研究	etiologic research
不确定型决策	decision under uncertainty

C

材料与方法	materials and methods
参考文献	references
测量	measure
测量偏倚	measurement bias
成本效果分析	cost-effectiveness analysis, CEA
成本效益分析	cost-benefit analysis, CBA
成本效用分析	cost-utility analysis, CUA
充分病因	sufficient cause
抽象	abstraction
处理因素	treatment factor
创造性思维	productive thinking
慈善	beneficence

D

单因素设计	single factor design
等级资料	ranked data
典型相关	canonical correlation
调查者偏倚	interviewer bias
迭代主因子法	iterated principal factor
定量分析	quantitative analysis
定性分析	qualitative analysis
队列研究	cohort study
对照	control
多因素设计	multi-factors design
多元(重)线性回归	multiple linear regression
多中心临床试验	multi center clinical trial

E

二次研究证据 second research evidence

F

发表偏倚 publication bias
发病差值 incidence difference, ID
发病率 incidence rate
发病密度差值 incidence density difference, IDD
发病密度比 incidence density rate, IDR
发展研究 development research
反驳 refute
反应变量 response variable
反应度 responsiveness
方法 methods
方差膨胀因子 variance inflation factors
方差最大正交旋转 varimax orthogonal rotation
防治性研究 prevention/treatment
非逻辑方法 non-logical approach
分层随机化 stratified randomization
分类 classification
分析 analysis
分析性研究 analytical research
分子流行病学 molecular epidemiology
风险型决策 decision under risk
复发率 recurrence rate
复相关系数 multiple correlation coefficient

G

概括 generalization
感染率 infection rate
个案调查 case investigation
个体化原则 individualized principle
共变法 method of concomitant variation
共线性 collinearity
公正 justice
固定效应模型 fixed-effect model
观察 observation
观察性研究 observational study
关键词 key words
归纳 induction
归因危险度 attributable risk, AR
归因危险度百分比

H

合并偏倚 merging bias
合格人群 eligible population
横断面研究 cross-sectional study
患病差值 prevalence difference, PD
患病率 prevalence rate
缓解率 remission rate

回归	regression
混杂	confounding
混杂偏倚	confounding bias
混杂因素	confounding factor
	J
基础研究	basic research
基础医学	preclinical medicine
疾病监测	surveillance of disease
疾病预后	prognosis
疾病自然史	natural history of disease
极大似然法	maximum likelihood factor
继发率	secondary attack rate
机会	chance
计量资料	measurement data
计数资料	enumeration data
基线	baseline
假说	hypothesis
简单随机化	simple randomization
健康寿命年	health life years
健康相关生命质量	health-related quality of life,HRQOL
检索策略	retrieval Strategy
交叉设计	cross-over design
交叉试验	cross-over trial
交互作用	interaction
结果	results
结局	outcome
拮抗	antagonism
结论	conclusions
截尾数据	censored data
金标准	gold standard
精确性	precision
聚类分析	clustering analysis
决策树	decision tree
决定系数	coefficient of determination
绝对危险降低	absolute risk reduction,ARR
	K
Kappa 值	Kappa value
可比性	compatibility
可接受性	acceptability
可靠性	reliability
可信区间	confidence Interval
可行性	feasibility
	L
拉丁方实验设计	latin square design
类比	analogy
累计发病率比	cummulate incidence rate,CIR
类实验	quasi-experiments

罹患率	attack rate
李克特	Likert
理论性研究	theoretical study
疗效评价研究	rehabilitation evaluation study
临床病程	clinical course
临床流行病学	clinical epidemiology
临床实践指南	clinical practice guideline
临床试验	clinical trial
临床问题	clinical question
临床研究证据	clinical research evidence
临床医学	clinical medicine
灵感思维	inspirational thinking
灵敏度	sensitivity
率差	rate difference，RD
Logistic 回归	Logistic regression
漏斗图	funnel plot
漏诊率	rate of missed diagnosis
伦理委员会	ethics committee
论著	original article
逻辑方法	logical approach

M

盲法	blindness
Meta 分析	meta-analysis
描述性研究	descriptive study
敏感性分析	sensitivity analysis
目的	objective
目标人数	target population
模糊聚类	fuzzy clustering analysis

N

纳入标准	inclusion criteria
内部真实性	internal validity
内剂量	internal dose

P

排除标准	exclusion criteria
判别分析	discriminant analysis
匹配	matching
偏回归平方和	sum of squares for partial regression
偏回归系数	partial regression coefficient
偏相关系数	partial correlation coefficient
偏倚	bias
频谱偏倚	frequency spectrum bias
评价	evaluate
平行试验	parallel test

Q

前后对照研究	before-after study
前言	introduction
潜在减寿年数	potential years of life loss，PYLL

求同法	method of agreement
求异法	method of difference
区间估计	interval estimation
区组随机化	block randomization
全面检查偏倚	overall check-up bias
确定型决策	decision under certainty

R

Revman 软件	review manager
ROC 曲线	receiver operator characteristic curve
人群归因危险度	population attributable risk,PAR
人群归因危险百分比	population attributable risk percent,PARP
入院率偏倚	admission bias

S

三盲	triple blind
森林图	forest plots
伤残调整寿命年	disability adjusted life year,DALY
筛查试验	screening test
筛检试验	screening test
设计	design
社区干预试验	community intervention trial
生存分析	survival analysis
生存率	survival rate
生存质量	quality of life,QOL
神经网络	neuro-networks
生态学研究	ecological study
生物效应剂量	biological effective dose
剩余标准差	root MSE
失访	lost to follow-up
时序检验	Logrank test
实验	experiment
实验性研究	experimental study
实用性	applicability
适用性	generalizability
署名	signature
双盲	double-blind
似然比	likelihood ratio, LR
死亡率	mortality rate
死亡密度	mortality density,MD
死亡密度差	mortality density difference,MDD
随机	random
随机对照试验	randomized controlled Trial, RCT
随机分配方案的隐藏	allocation concealment
随机化	randomization
随机误差	random error

T

讨论	discussions
特异度	specificity

调整的 R^2	adjusted R-square
统计学	statistics

W

外部真实性	external validity
完全数据	complete data
文题	heading title
危险因素	risk factor
文献质量评价	literature quality evaluation
无应答偏倚	non-respondent bias
误诊率	misdiagnosis rate

X

系统评价	syntheses
系统误差	systematic error
析因实验设计	factorial experimental design
现场试验	field trial
现患-新发病例偏倚	prevalence-incidence bias
现况研究	prevalence study
相关	correlation
想象思维	imaginative thinking
效度	validity
协变量	covariable，covariate
斜交旋转	oblique rotation
信度	reliability
信息偏倚	information bias
形象排列分级法	visual ranking methods
形象思维	imaginal thinking
需要处理的人数	number needed to treat，NNT
需要治疗例数	number needed to treat
选择性偏倚	selection bias
循证医学	evidence-based medicine

Y

亚组分析	subgroup analysis
验后概率	post-test probability
研究对象	study participants
验前概率	pre-test probability/prevalence
演绎	deduction
样本含量	sample size
阳性似然比	positive likelihood ratio
阳性预测值	positive predictive value，PPV
药物警戒	pharmacorigilance
依从性	compliance
易感性标志	susceptibility markers
医务法务事务	medical regulatory affair
意向性分析	intention to treat analysis，ITT
异质性	heterogeneity
一致性检验	consistency test
阴性似然比	negative likelihood ratio

阴性预测值	negative predictive value，NPV
因子分析	factor analysis
英文摘要	english abstract
应用研究	applied research
有序分类变量	ordinal categorical variable
预测值	predictive value
预防差值	prevented difference,PD
预防分数	prevented fraction,PF
预防医学	preventive medicine
预后因素	prognostic factors
源人群	source population
原始研究	studies
原始研究证据	primary research evidence
约登指数	Youden index

Z

增效	synergism
摘要	abstract
诊断标准	diagnostic criteria
诊断试验	diagnostic test
诊断阈值	test threshold
真实性	validity
正交实验设计	orthogonal experimental design
证据摘要	synopses
证据整合系统	systems
整理资料性研究	sorting data study
证明	confirmation
致残	disability rate
直觉思维	intuition thinking
质量调整生命年	quality adjusted life years,QALY
知情同意	informed consent
致谢	acknowledgements
治愈率	cure rate
志愿者	volunteer
主成分法	principal component factor
主因子法	principal factor
转化医学	translational medicine
准确度	accuracy
综合	synthesis
尊重	respect for persons